ちくま新書

# 持続可能な医療

## ——超高齢化時代の科学・公共性・死生観

広井良典
Hiroi Yoshinori

# 持続可能な医療

――超高齢化時代の科学・公共性・死生観

【目次】

## 第4章 コミュニティとしての医療――高齢化・人口減少と地域・まちづくり

# はじめに 「持続可能な医療」への視点

二〇一〇年一一月に出されたイギリスの国際経済誌『エコノミスト The Economist』は日本特集の号だった。その表紙には、大きな日の丸を背中に背負いその下でつぶれそうになっている子どもの姿が象徴的に描かれ、「Japan's burden（日本の負担）」という見出しがつけられていた。

そしてこの号では「日本症候群（ジャパン・シンドローム）」というキーワードが示され、日本社会が直面する問題の核心にあるのは「高齢化」と「人口減少」であり、それをいかに克服していくかが日本にとっての最大の課題であるということが論じられていた。

同時に、高齢化と人口減少は、程度の差はあれ世界各国が日本を追いかけるように経験していく問題なので、日本がそれにどう対応していくかは、日本だけの問題にとどまらず世界が注目しているという趣旨の議論が展開されていたのである。

関連するいくつかの基本的な事実関係を確認すると、日本の高齢化率（人口全体に占める六五歳以上人口の割合）は二〇一七年において二七・七％で世界一位であり、またこの割合は今度も着実に上昇を続け、二〇六五年には四割近く（三八・四％）に達すると予測されている（国立社会保障・人口問題研究所「日本の将来推計人口」〔二〇一七年四月公表〕）。

また日本の総人口については、明治期以降百数十年にわたって増加を続けてきたが、二〇〇五年に初めて減少に転じ、その後上下する時期が数年あったが、二〇一一年からは一貫した減少期に移っており、現在のような出生率が続けば二〇五〇年過ぎには一億人を切ることが予測されている。

そして医療に関しては、日本の医療費はすでに年間四二・四兆円に達し（二〇一五年度）、高齢化を背景として今後もさらに着実に増加することが予測されている。上記の総人口のように、近年の日本の様々な統計は〝右肩下がり〟であることが多いわけだが、医療費や年金などを含む社会保障費は今後も数十年にわたり増加を続けていくのである。

一方、メディア等でも様々に論じられているように、日本の政府の借金は一〇〇〇兆円に及ぶ規模に至っており、ということはすなわち、今後の医療費や社会保障費の増加以前の問題として、現時点ですでに膨大な借金を私たち日本人は将来世代にツケ回ししていることになる。

ここで若干の個人的な述懐を加えると、私は一九九六年から二〇年間、千葉大学で社会保障論という通年の講義を行っていた。講義を始めた九六年当時、日本の政府の借金の対GDP比は他の主要先進諸国よりやや高い程度で、またイタリアよりは低く、講義で〝イタリアを抜くことはないのではないか〟と学生たちに話していたのを覚えている。しかし九〇年代末にはイタリアを軽く抜き、その後は（他の先進諸国が様々な対応を行う一方で）日本はGDPがほとんど変化しない中で増税を先送りし、結果として現在では政府の借金は先進諸国の中で文字通り突出した規模のものになっているのである。

「政府の借金」というと、日本では半ば〝他人事〟のように思う人が多いのだが、要するに私たちは医療や年金、介護などの社会保障の「給付」は求めるが、それに必要なだけのお金（＝税や社会保険料）を払おうとせず、その結果将来世代に莫大な借金をツケとして回しているのだ。その先に〝破綻〟がありうるかどうかについては種々の議論があるが、財政破綻や破局といったこと以前の問題として、それは世代間の公平ないし倫理という観点から見て、すぐにでもやめるべきことだと私は思う。

あえて強い言い方をすれば、**ポスト高度成長期の日本人は、「将来世代への借金の先送り」という、ある種の〝麻薬〟を手に入れてしまった**とも言えるのではないか。「ポスト高度成長期の日本人」と記したのは、時代はすでにポスト成長であるにもかかわらず、相変わらず〝経済成長がすべての問題を解決してくれる〟という、高度成長期の思考の枠組みをひきずっているという、逆説を含んでの表現である。

こうした話題については本書の中でくわしく吟味していきたいが、いずれにしても以上のような点が、「持続可能な医療 sustainable health care」というテーマの一つの重要な局面をなすことは確かだろう。

## †医療費問題の〝隠れた主役〟としての少子化——高齢者産業としての医療

ところで、上記のように今後の着実な医療費の増加の背景にある大きな要因は高齢化だが、医療費全体に占める六五歳以上の高齢者の医療費の割合は、二〇一五年度ですでにほぼ六割(五九・三%)に達している。そして、この割合は高齢化のピーク時の二〇六〇年過ぎ頃には医療費全体の七割以上に及ぶことが予測されるのである。

医療費のうち六割ないし七割以上が高齢者医療費ということは、言い換えれば、日本において医療という領域は実質的に〝高齢者産業〟としての性格を強めていると言うこともできる。ただし高齢者産業といっても、その医療費を払うのは一部を除いて高齢者自らではなく、多くは現役世代が拠出する税や保険料によるもので、そこにこの問題の難しさの一面がある。

こうした状況を、かつて医療経済学者の西村周三は〝医療保険の長期保険化〟と言い表したことがある。およそ保険には（医療保険や損害保険などの）短期保険と、年金などの長期保険がある。したがって〝医療保険の長期保険化〟とは、「医療保険が年金のような性格をもつようになっている」ことを意味している。これに対してどう対応するかについて、西村氏と私は著書等を通じて論争をしたことがあるが（西村［一九九七］）、当時（一九九〇年代）に比べて高齢化が大幅に進んだ現在、〝医療保険の長期保険化〟という性格は一層強くなっているとも言えるだろう。

ただし、誤解してはいけない重要な点がある。上記のように、日本の高齢化率は現在すでに世界一で、今後二一世紀半ばに向けて（イタリア、スペインといった国々と〝トップを争い〟ながら）先頭を駆けていくことになるわけだが、ここで認識しておくべきなのは、**日本の高齢化率が特に高いのは、長寿（平均寿命の長さ）による要因よりも、主として少子化つまり出生率の低さによる**ものであるという点だ。

というのも、日本の平均寿命はたしかに男女ともに二位（二〇一六年。一位はいずれも香港）だが、平均寿命のたとえば上位一〇カ国の間では、それほど大きな差があるわけではない。これに対し、少子化の状況ないし出生率（合計特殊出生率）は先進諸国の間でも大きな違いがあり、比較的高いフランス（一・九二）、スウェーデン（一・八五）、アメリカ（一・八四）、イギリス（一・八〇）などのグループが一方にあり、他方でドイツ（一・五〇）、イタリア（一・三五）、スペイン（一・三二）、ギリシャ（一・三〇）そして日本（一・四四）といった出生率のかなり低いグループがある（二〇一五年〔日本のみ二〇一六年〕）。そして、高齢化率が顕著に高くなっていくのは、（日本を含め）出生率が低く少子化が進んでいる後者のグループの国々なのである。

以上のように、日本の医療費のうち高齢者医療費の割合が特に大きくなっていく（あるいは高齢化率が四〇％近くまで上昇していく）のは、長寿という要因よりも、少子化の要因のほうがずっと大きいのだ。

このように考えていくと、実は**日本の医療費問題の〝隠れた主役〟は少子化問題**であることが見えてくる。そして、少子化ないし低出生率の大きな背景として、日本においては子どもや若者に対する支援（社会保障や教育）が国際的に見てきわめて貧弱であるという点がある。そうであるがゆえに、本書では（第5章などにおいて）「人生前半の社会保障」や世代間の公平など、この話題に関する議論を展開する予定である。

なお、しばしば誤認されがちなので記しておくと、日本の出生率が低いのは、結婚したカップルの子どもの数が減少したからではなく、むしろ未婚化・晩婚化が進んだという要因が大きいという点も確認しておきたい。またこの点に関しては、二〇代から三〇代の男性について、年収が三〇〇万円以上か以下かで結婚率に大きな差があることが示されている（内閣府調査）。つまり若い世代が経済的に困窮したり雇用が不安定であることが、晩婚化や未婚化をもたらす要因となり、これが低出生率の背景の一つとなっているのだ。

ここにはある種の〝悪循環〟が存在しうるのであり、若年世代にとっての医療や社会保障の負担が過重になると、そのことが少子化を一層進め、それがさらなる高齢化率の上昇につながる可能性がある。特に、（所得税と異なり）高齢世代も負担をする消費税の増税実施が延期され借金が先送りされていくと、これからの日本の若い世代は、ある意味で国際的にもっとも過重な負担の下に置かれることになる。

皮肉にもそれこそが冒頭に述べた『エコノミスト』の表紙の絵が示している姿とも言えるが、（医療の領域を超え出る側面もあるが）これらの課題についても本書の中で論じていきたいと思う。

## †そもそも病気とは何か――医療と環境・エコロジー

「持続可能な医療」という話題がもついくつかの側面について述べてきたが、「持続可能な医療」というテーマを設定する時、私が重視したい別の視点がある。

それは「環境」問題との関わりであり、そのことは「持続可能性（sustainability）」という用語ないしコンセプトそのものが、（地球）環境問題の文脈で提起され、浸透していったこととも関わっている。

基本的な確認となるが、一般に、持続可能性あるいは「持続可能な発展sustainable development」という概念は、国連の「環境と開発に関する世界委員会」が一九八七年に発表した報告書『われら共通の未来(Our Common Future)』(ブルントラント委員会報告)において打ち出されたものであり、そこでは「将来世代のニーズを満たす能力を損なうことなく、今日の世代のニーズを満たすような発展」が「持続可能な発展」とされた。

このように持続可能性の概念は、「資源の有限性」ということと、世代間の公平性あるいは世代間継承性という(長い時間軸で物事を考える)視点を重要な要素として含意するので、これは医療についても該当するだろう。あるいは、医療においてこそ、そうした持続可能性という視点が今強く求められるに至っているのだ。

一方、私がここで環境問題と医療との関わりという視点を指摘したのはそうした話題に関してだけではない。それは、**そもそも「病気」というものをどうとらえるか**に関するものである。

これについて、しばらく前から「進化医学evolutionary medicine」と呼ばれる新たな研究領域が浮上しており、それは病気というものを、人間あるいは個人をとりまく「環境」との関わりにおいてとらえるものである(進化医学に関してはNesse and Williams

[1994]、Stephen C. Stearns (ed) [1999]、井村[二〇〇〇]等参照)。

大きく振り返ると、人間の遺伝子つまり生物学的な特性は、私たちの祖先である現生人類(ホモ・サピエンス)が地球上に登場したおよそ二〇万年前頃からほとんど変わっていない。言い換えれば、私たちの身体は当時の環境、つまり比較的ゆっくりした時間の流れの中で、狩猟採集生活を営んでいた生活環境に適した形に作られている。たとえば当時は食糧が慢性的に欠乏しがちだったので、食物の摂取量が多少不足しても血糖値を高く保つような仕組みが人間の身体には備わっている。

ところが現在のような〝飽食〟の時代には、そうした人間の身体的特性はかえってマイナスに働き、逆に糖尿病や肥満など様々な病気の原因になっている。同様のことは様々なアレルギーや各種の慢性疾患にもあてはまるし、ストレスやそれに由来する疾患などはその最たるものといえるだろう(進化医学の科学史的な意義について広井[二〇〇〇]参照)。

私たち現代人は〝高速道路を自転車で全力疾走する〟ような生活を送っている、という表現がなされることがあるが、まさにそれは確かなことである。つまり人間をとりまく環境は大きく変わったが、人間の生物的特性は基本的に不変であり、そのズレないしギャップが様々な病気の根本的な背景として存在しているのだ。

こうした視点に立つと、**病気というものは、個人の〝内部〟に完結して存在するという**

**よりは、個人と環境との関係、あるいは環境そのものの中にある**という新たな把握が浮上する。たとえば過労とストレスからうつに至った人が、精神科を訪れ薬をもらったが、職場での労働パターンが変わらないので結局同じ事態が繰り返されるという話をしばしば身近で聞く。

本書の中で何度か取り上げていく「社会疫学（social epidemiology）」という研究分野ともつながるが、「環境」には労働時間などのほか、コミュニティ、経済状況、自然とのつながりといった要素が広く含まれる。これらは全体として、**病気あるいは健康に関する「エコロジカル・モデル」**と呼びうる把握となるだろう（広井［二〇〇〇］、同［二〇一三］参照）。

やや強調した言い方をするならば、医療の問題とは、実は究極的には環境問題なのだ。こうした観点からも、「医療と環境」の総合化という視点、そして「持続可能な医療」というテーマが本質的な重要性をもつのである。

### †医療についての「公共的」な議論を

以上、「持続可能な医療」という本書のテーマを考えていく際のいくつかの基本的な関心について述べた。

本書の中のこれからの記述が明らかにしていくように、医療は一方において近代科学をベースとする「サイエンス」としての側面をもつとともに、「ケア」という側面も併せもつ営みである。同時に、それは臨床的な性格とともに、医療保険や社会保障などの社会システムないし政策・制度とも大きく関係している。そしてもっとも根底的には、本書の第6章その他で主題化するように、死生観をめぐるテーマなど生命や人間についての原理的な問いと深く関わっている。医療のもつこうした広がりや深さを十分視野に入れながら、「持続可能な医療」について考えていくのが本書の目的である。

そして最後にもう一点、本書全体の中で重視していきたいのは、〝医療の「公共性」〟という視点である。

第2章などでも論じる予定だが、日本においては様々な歴史的経緯もあり、医療は概して〝プライベート〟な領域として考えられる傾向が強く、それについての社会的あるいは「公共的」な議論は希薄なものにとどまってきた。しかし医療の経済的規模は上記のようにすでに四〇兆円を超え、また日本の医療はそのほとんどすべてが公的医療保険制度の枠の中で運営されている。ちなみにそうした医療費の財源構成は概ね「社会保険料五割(四八・八%)、税金四割(三八・九%)、患者自己負担一割(一一・六%)」であり(二〇一五年度)、要するに医療の大半は社会保険料と税という、〝公的なお金〟——私たちが公的な制度を通じて支払うお金――で賄われているのである。

そうであるならば、**私たちがそもそも医療にどれだけのお金を使うのか、その配分をどうするのか、医療のどの領域を優先するのか等々といった点を、一部の関係者のみにとどまらず、国民あるいは人々の間でもっと議論し、また〝選択〟するといったことがあってよいのではないか。**

この点は、かつての高度成長期と異なり、低成長ないしポスト成長、あるいは人口減少の時代となり、〝有限な資源の配分〟をどうするかというテーマが大きく浮上する時代状況においてとりわけ重要だろう。

私は以前の著書でも「ブラックボックスとしての医療」（＝医療という領域が、外からはその内部を窺い知れないような「ブラックボックス」のようになっているとの趣旨）という指摘を行ってきたが（広井［一九九四］）、それは先ほど述べたような、日本における医療の〝プライベート（私秘的）〟な性格という点とも関連している。いずれにしても、医療という領域を「公共的」な領域としてとらえ、それについての政策（公共政策）のあり方を正面から議論していくことが今求められており、本書がそうした方向の叩き台の一つとなれば幸いである。

# 第1章　サイエンスとしての医療——医療技術の意味するもの

「はじめに」でも述べたように、高齢化の急速な進展を背景とする医療費の着実な増加の中で、医療分野が経済社会全体に占める比重は非常に大きなものとなり、また科学の前線が生命科学領域にシフトする中で、医療におけるイノベーションの意義が際立った大きさを帯びていくのが現在そしてこれからの時代である。

本章ではそうした「サイエンスとしての医療」という側面に注目し、それに関する公共政策のあり方を考えていきたいが、医療における科学技術政策ないし研究開発政策——医学・生命科学研究政策（biomedical research policy）あるいは医療技術政策（health technology policy）と呼ばれることもある——については、他の科学技術分野にはあまり見られないような独自の性格や広がりをもっていることに留意する必要がある。

すなわち第一に、医療はその臨床面を中心に人々の生命・身体や生活に直接的に関わり、かつそれへのアクセスの保障ということが課題となるため、医療保険制度や社会保障といったシステムと深く関係し、そうした社会制度的な視点が特に重要となる。第二に、本書の後の章で主題化していく予定だが、医療という営みは「サイエンス」としての性格とともに「ケア」という側面をもち、たとえばターミナルケア（終末期ないし看取りのケア）をめぐる議論がそうであるように、それは狭い意味での近代科学ないし科学技術論という枠にとどまらない射程をもっている。

ここでは以上のような関心を踏まえながら、「サイエンスとしての医療」とその政策のあり方を幅広い角度から考えると同時に、「持続可能な医療」というコンセプトのもつ意味について基本となる議論を展開してみよう。

## 1 アメリカの医学・生命科学研究政策と日本

さて、こうしたテーマについて見ていく手がかりとして、医療ないし医学・生命科学分野を中心とするアメリカの政策展開に注目し、日本との比較を含めてそこでの課題を明らかにしていこう。

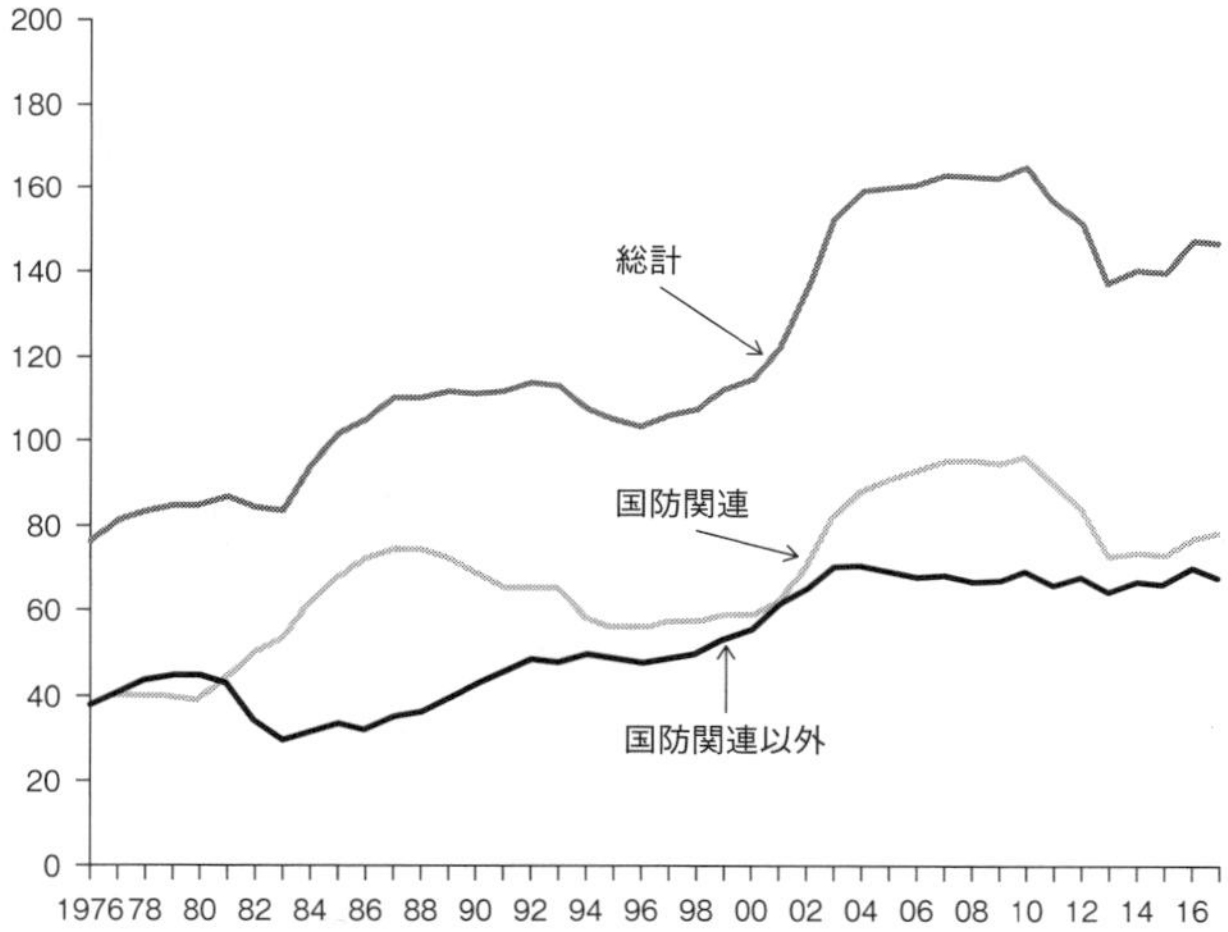


**図 1-1　アメリカ連邦政府の研究開発予算の年次推移（1976-2017 年度、10 億ドル〔実質〕）**

（出所）AAAS（アメリカ科学振興協会〔American Association for the Advancements of Science〕）資料。

## †アメリカにおける医学・生命科学研究政策の展開

この話題はまずアメリカの科学技術政策ないし研究開発政策全体の中で見ていく必要がある。図1-1はアメリカ連邦政府の研究開発予算の推移を見たものだが、二〇一七年度において一四七〇億ドルに上る巨額の研究開発予算のうち、半分以上（五三・七％）を国防（軍事）関連の研究開発が占めている。これは戦後アメリカの科学政策において一貫しているもので、冷戦状況の厳しかった一九五〇年代や、レーガン政権時代の

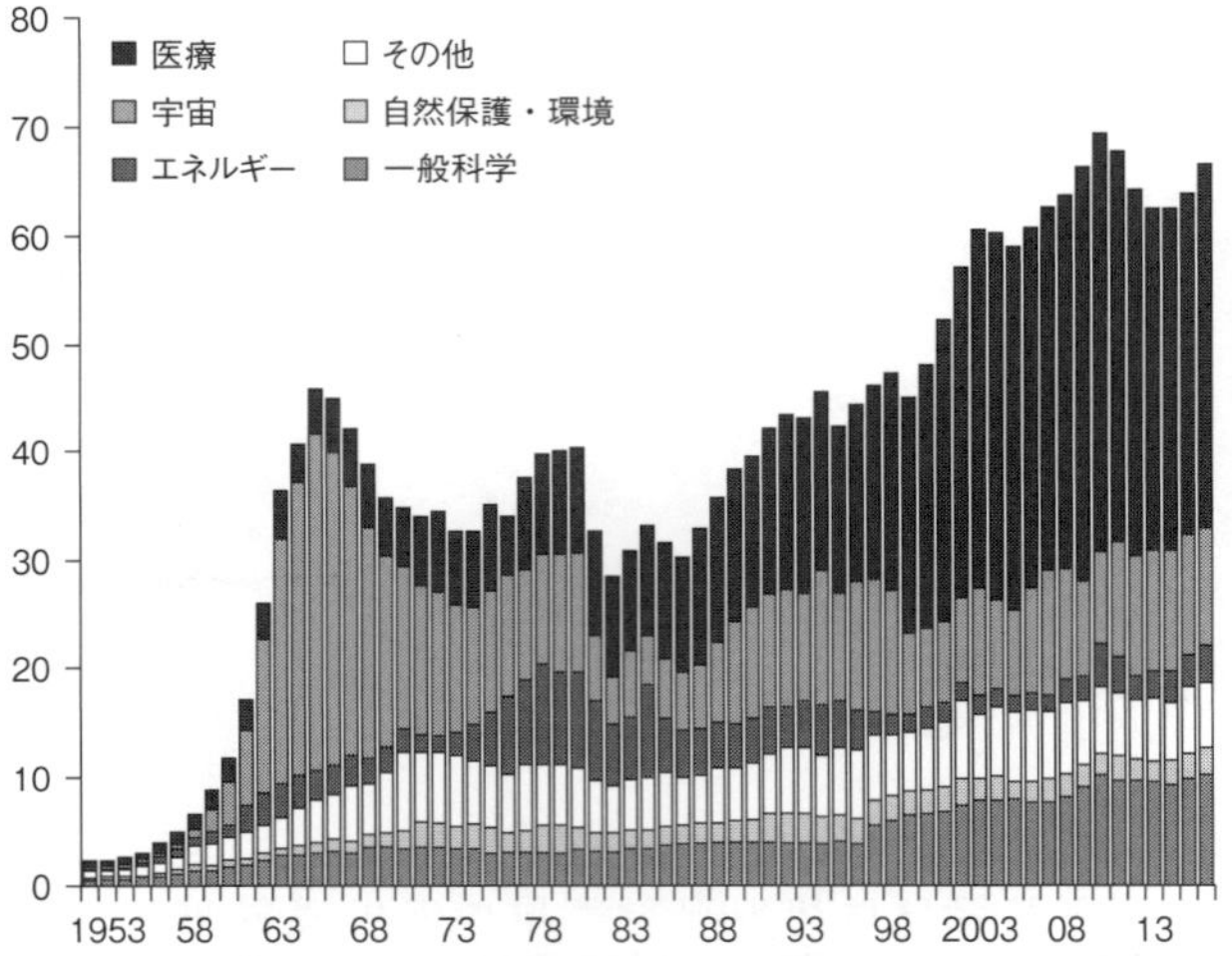


**図 1-2　アメリカ連邦政府の研究開発予算（国防関連以外）の分野別推移（1953-2017 年度、10 億ドル〔実質〕）**

（出所）AAAS（アメリカ科学振興協会〔American Association for the Advancements of Science〕）資料。

八〇年代後半などはその割合が特に高かったが、基本的なパターンは現在も変わっていない。

そして、戦後アメリカの科学政策のもう一つの特徴は、軍事分野以外では、医療あるいは医学・生命科学研究分野に重点的な予算配分を行ってきたことである。

その象徴的存在が、他でもなく世界最大の医学・生命科学研究・助成機関といえるＮＩＨ（National Institutes of Health　国立保健研究所）だが、たとえば二〇一七年度の政府研究開発予算のうち、国防省予算を除く部分の四割以上（四二・七％）をＮＩＨの予算が占めており、さらに基礎研究のみに注目すれば、ＮＩＨは（国防関連を含む）アメリカ政府の全研究開発予算の半分近く（四六・七％）を占めている。

図1-2は国防関連以外の連邦政府研究開発予算の分野別推移を示したものだが、医療分野の大きさと、特に八〇年代以降の比重の増加が際立っているのがわかる。いわば〝二つのM〟、つまりMilitary（軍事）とMedical（医療）の二者がアメリカの科学政策の中心的な柱になっているのである。

### †医療システムの全体的評価

アメリカの医学・生命科学研究政策をめぐる状況を概観したが、一方、医療のあり方を考えるにあたっては、こうした研究開発面だけに注目するのは部分的であり、システムの全体を視野に入れる必要がある。

図1-3は、主要先進諸国の医療費の規模と平均寿命を表したものである。これを見ると、アメリカは医療費の規模（対ＧＤＰ比）が先進諸国の中で突出して高く、しかしそれにもかかわらず、平均寿命は逆にもっとも低いという状況が示されている。

つまり**アメリカは、研究費を含めて医療分野に莫大な資金を投入しているが、にもかか**

わらず、その成果ないしパフォーマンスはむしろかなり見劣りのするものとなっているのである。

もちろん、ある国ないし社会の健康水準は無数の要因よって規定されるもので、本書の中でも見ていくように、それは食生活や労働時間などの生活パターンに始まり、経済格差、コミュニティとのつながり等、複雑な要因が絡み合う結果として帰結するのであり、図1-3のようなグラフから一義的な結論が導き出せるものではない。

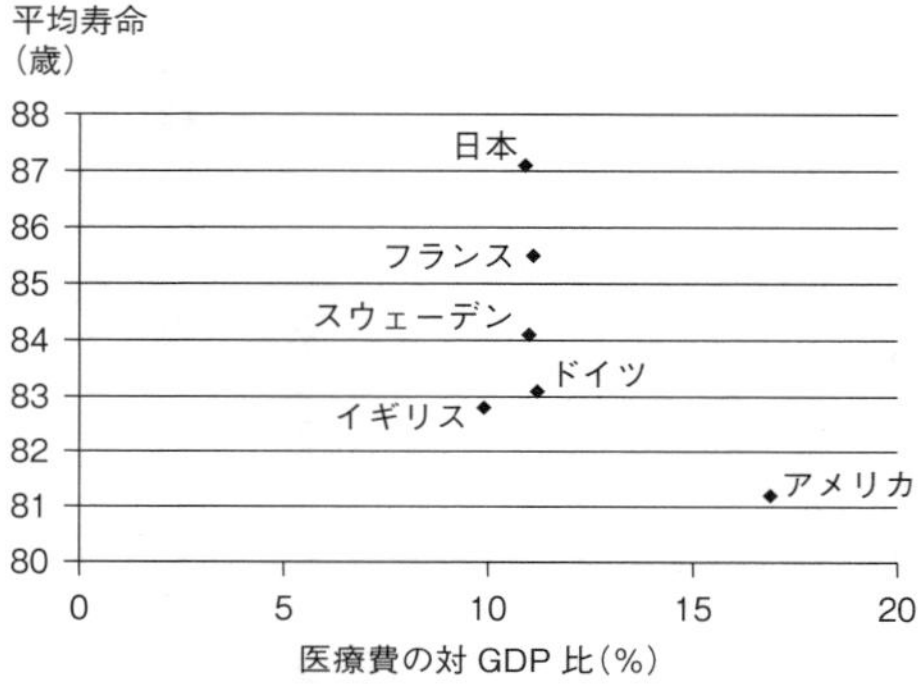


**図 1-3　医療費の対 GDP 比と平均寿命の関係（国際比較）**

（注）いずれも 2015 年。OECD Health Statistics 2017 より作成。

しかしながら、こうしたアメリカの医療パフォーマンスの低さの背景には、食生活のあり方や、甚大な経済格差、あるいは犯罪率の高さから「殺人」が死因の上位に位置していること等に加え、公的医療保険が未整備で多数の無保険者が存在すること、また医療を市場に委ねているため、医療の「価格」について（いわゆる情報の非対称性による）「市場の失敗」が生じ、価格の高騰が生じるといったメカニズムが働いていることが考えられる。

同時に、以上のような状況が示すのは、少なくとも〝研究開発や、ピンポイントの個別技術の向上を行うこと（あるいはそれらに優先的な予算・資源配分を行うこと）が、病気の治療や健康水準を高めるもっとも有効な方策である〟とは必ずしも言えないという点である。

したがってこうしたテーマを考えていくにあたっては、一方でそもそも「科学」とは何か、「治療」とは何か、「健康」とは何か等々といった、近代科学と医療のあり方に関する根本的な問いなおしが必要になってくると同時に、他方において、狭い意味での科学・技術を超えた、医療保険制度などの社会システムを含む包括的な視点が求められる。

## †研究支援と公的医療保険――医療における政府の役割とは

ところで、アメリカにおいては第二次大戦以降、医学・生命科学研究に対して政府が莫大な支援を行ってきた点を確認したが、そもそもそれはどのような背景ないし考え方から生まれたのだろうか。

実はこの点は、〝医療という領域において政府が果たすべき役割は何か〟という基本論に関わっている。この点を明らかにするため、ここでごく簡単にＮＩＨを中心とするアメリカの医学・生命科学研究政策の歩みを概観してみたい（このテーマに関して詳しくは広井

［一九九二］、Strickland［1972］、Ginzberg and Dutka［1989］参照）。

ＮＩＨが実質的に創設されたのは第二次大戦前の一九三〇年で、一九三七年には国立がん研究所を傘下に収めていったが、しかしこの時期はなお比較的小規模のものにすぎなかった。ＮＩＨが大きく拡大するのは、言い換えればアメリカの医学・生命科学研究投資が飛躍的に増加するのは、第二次大戦後のことである。

その一つの背景は、科学政策の分野ではよく知られた、当時のアメリカの科学技術政策顧問ヴァネバー・ブッシュによる報告書『科学　その終わりなきフロンティア（Science: the Endless Frontier）』とそれに基づく政策展開だった。一九四五年に出されたこの報告書は戦後アメリカの科学政策を大きく方向づける意味をもったが、その中でブッシュは「疾病に対する戦争（war against disease）」を科学政策の大きな柱として位置づけ、政府による医療分野での研究への支援が、アメリカ国民の健康水準の向上に大きく寄与することを訴えたのである。

加えて、アメリカにおいて医療分野の科学研究予算が大きく拡大していった重要な背景として、次のような医療における政策選択をめぐる展開があった。

それは、戦後まもないトルーマン政権（民主党）の時代に「国民皆保険制度」創設の是非が大きな議論になった際――アメリカにおいては戦前のルーズベルトの時代から「国民皆保険」の実現は民主党の大きな政策アジェンダだった――、「**医療分野において政府が果たすべき役割はそもそも何か**」という点が基本的な争点となった。そして最終的に、〝医療分野において政府が主な役割を担うのはその研究支援（特に基礎研究）に関することであり、公的医療保険の整備など、そうした成果を個人が享受できるか否かについては、市場あるいは「私」の領域に委ねればよい〟という基本的な判断がなされたのである。

象徴的に言えば、アメリカにおいて〝世界最高の医学〟が研究・技術面において実現していくことを政府は積極的に支援するが、その成果が受けられるか否かは、それぞれの個人の自助努力（実質的には医療サービスの対価を支払う能力）に委ねられるという考え方である。

ちなみにアメリカ医師会（AMA）は国民皆保険に対しては〝社会（主義）化された医療（socialized medicine）〟として一貫して反対していたが、以上のような方向は、医療への政府の介入が相対的に少ないものとなるからそうした意味でも支持しうるものだった。

いずれにしても、この歴史的な選択を通じ、これ以降NIHを中心にアメリカの医学・生命科学研究予算は飛躍的に増加していくことになった。一九四八年には新設の国立心臓研究所および国立歯科研究所を加えて拡大し、翌年にはさらに国立精神保健研究所が加わり、さらに以後ますます巨大化していった。また、戦時中まではNIHはその内部での研究（intramural research）を主としていたが、戦後は大学等への研究助成金の配分（extra-mural research）を積極的に行うようになり、アメリカの医学・生命科学研究全体を方向づけるような性格をもつようになっていった。

こうした第二次大戦後の流れの中で、現在に続く「医学研究大国アメリカ」が生まれることになったのである。

補足的に、その後のＮＩＨないしアメリカの医学・生命科学研究政策の大きな流れをたどると、一九六〇年代までの急激な増加の後、六〇年代後半から八〇年代初めの時期は、いったんその伸びが鈍化した。この背景の一つとしては、一九六五年にアメリカ初の公的医療保障制度としてメディケア（高齢者向け）・メディケイド（障害者・低所得者向け）が創設され、連邦政府の医療分野への支出が医学「研究」から医療サービスないしそのアクセス保障へと相対的に比重を移したことが挙げられる。

しかし八〇年代以降、アメリカの医学・生命科学研究予算は再び大きな増加を始めることになる。たとえばクリントン政権が一九九四年に発表した科学政策報告書『国益にかなう科学（Science in the National Interest）』では、「医療」が五つの戦略的重点分野の筆頭として挙げられていた。またその後のブッシュ政権時代には（防衛関連と並んで）医学・生命科学研究分野の大幅な予算増が行われ、「二〇〇三年度にかけてＮＩＨの研究予算を

表1-1　アメリカ・日本の医療政策（第二次大戦後）の比較

| | アメリカ | 日　本 |
|---|---|---|
| 基本理念 | 自由<br>卓越性（エクセレンス）の追求 | 平等 |
| 一次的目標 | 最高の医学の実現 | 医療サービスへの国民のアクセスの保障 |
| 具体的政策 | 医学・生命科学研究への莫大な政府投資<br>最小限の公的医療保険制度 | 国民皆保険の実現<br>そこでの給付と負担の公平 |
| 現在の問題点 | 医療費の高騰（世界最高）<br>多数の無保険者の存在　等 | 医療費の増加（特に高齢化との関係）<br>「医療の質」とその評価<br>研究支援の弱さ<br>国民皆保険の揺らぎ<br>医療費の配分　等 |

（出所）広井［1992］を一部改変。

（一九九八年度との対比で）〝倍増〟する」という計画が実行された。オバマ政権が脳研究ないし脳神経科学の重点プロジェクト（BRAIN initiative: Brain Research through Advancing Innovative Neurotechnologies）を打ち上げたことは記憶に新しいが、いずれにしても、アメリカがNIHを中心とする医療分野の研究開発政策を一貫して強化してきたことは確かな事実である。

以上のようなアメリカにおける政策展開を、医療政策という観点から日本と対比するとどうだろうか。基本的な把握として、戦後日本の医療政策においては、「国民皆保険の実現と維持」に最大の力点が置かれ、医学・生命科学研究の公的支援や振興といったことには主要な関心が示されてこなかった（広井［一九九二］参照）。こうした意味で医療あるいはそこでの研究開発をめぐる日米の政策展開はきわめて対照的であり、そうした両国の医療政策を概括的に対比したのが表1-1である。

## 2 医療におけるイノベーションと医療費

### †医療技術革新と医療費——二つの考え方

アメリカの医学・生命科学研究政策を手がかりに、「サイエンスとしての医療」をめぐる政策を考えるにあたっての基本的な視点を述べたが、もう少し医療の内容にそくして見た場合、私たちはそもそも医療におけるイノベーション（技術革新）というものをどのように理解すればよいのだろうか。また、それは医療費との関係でどのような意味をもつのだろうか。

このテーマはこれまでの拙著の中でも論じてきた話題であるが、最近ではがんに関する免疫療法（手術、放射線、抗がん剤治療に続く〝第四の治療〟とされる）の薬剤である「オプジーボ（一般名ニボルマブ）」の公的医療保険での価格設定のあり方が大きな話題となり、そうしたテーマを考える枠組みとしても重要と思われるので、基本的な視点を整理してみたい。

オプジーボの保険適用と価格設定に関する事実関係を確認すると、小野薬品工業が開発した同薬は、二〇一四年に皮膚がん（メラノーマ）について保険適用され、一五年末に肺がんでも保険適用されたが、皮膚がんに関しては想定患者数が四七〇人と少ないことから高額の薬価となっていた。しかし肺がん、さらに腎臓がん、胃がん等々と対象疾患が拡大されると（胃がんへの適用は二〇一七年九月）、たとえば肺がんの場合、体重六〇キロの患者が一年間使うと約三五〇〇万円の医療費となることや、また想定患者数も約一万五〇〇〇人と大幅に増えることから大きな議論となり、一七年二月に薬価が半額に引き下げられたのである。

あえてラフな議論を行うと、免疫療法薬は、がん細胞の増殖に対抗する免疫機能そのものに働きかける薬剤なので、技術の性格としてはこの後で述べる「純粋技術」――疾病の発生メカニズムを解明してそれを治療する技術――になりうる面をもち、良質なものと言えるだろう（ただし「根治」技術かというと疑問もある）。しかし他方で費用対効果の問題があり、そのバランスをどう考えるかが基本的な判断軸となる。

さらに現実的には、オプジーボの値下げについて医師会が比較的寛容なスタンスを示したことにも表れているように、ここには医療費を薬剤費と医師技術料の間でどう分配するかという論点、あるいは日常的診療と革新的医療ないしイノベーションの間でどう優先順位づけを行うかという論点も含まれており、この話題は次章でも立ち返りたい。

ここでのテーマを身近なものにする意味でオプジーボの例をまず挙げたが、一般に、医療技術革新ないし医療におけるイノベーションと医療費との関係については、次のような大きく対立する二つの見解がある（広井［一九九四］、同［二〇〇五］参照）。

A　逆U字カーブ仮説

B　効果逓減説

Aの考え方は、アメリカの医学研究者ルイス・トマスが提唱したもので、医療技術の進歩ないし革新と医療費の関係は、基本的に図1-4に示すようなものとなるという見解である（Thomas［1974］）。

ルイス・トマスはまず医療技術を、「非・技術（non-technology）」、「途上的技術（half-way technology）」、「純粋技術（genuine technology）」の三つに区分する。最初の「非・技術」とは、いわゆるケアとか支援的セラピーと呼ばれるもので、看護や介護、あるいは患者に励ましの言葉をかけるといったことも含まれ、通常の意味の〝科学技術〟という性格は相対的に薄いが、医療においては相当な比重を占める領域である。

続く「途上的技術（halfway technology）」とは、その「途上的」という言葉が示すように、〝病気の構造を解明しそれを根治する技術ではないが、目の前の患者を前にして施さざるをえないような、一種の対症療法〟をさす。途上的技術の例としてルイス・トマスが挙げるのは臓器移植や人工臓器の技術などであり、一般の目から見れば、これらはまさに現代医学の先端ないし到達点であるかのようにイメージされる。ところが本質的には、これらの治療法は対象疾患の発生メカニズムが最終的に解明されていないがゆえに必要となる、いわば当面の対処のための技術というべきものである。しかもこうした途上的技術は、その性格ゆえに多大な資源の投入を必要とし高価なものとなる。

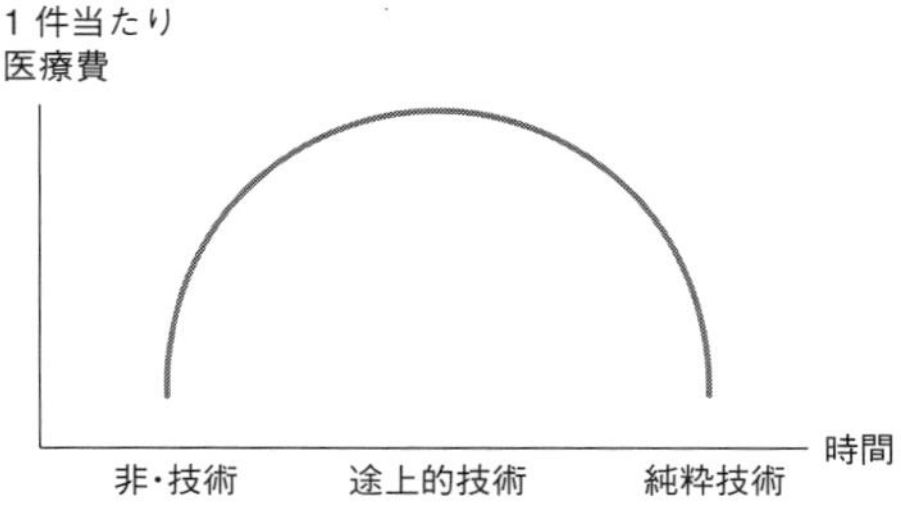


**図 1-4　医療技術の発展段階と医療費**（Lewis Thomas のモデル）

　では「途上的技術」が最終的に到達するステージとしての「純粋技術」とは何か。それは疾病の発生機序が解明され、その治療が十分に効果的であるがゆえに、完全な治癒や予防が当然のものとなっていくものをいう。感染症に対する各種ワクチンや、抗生物質による治療等がそうした例となる。

近年では、胃潰瘍に関するH2ブロッカー（胃酸の分泌を促す作用をもつヒスタミンの働きをブロックする薬）の開発ひいてはピロリ菌の発見等がそうした例として挙げられるだろう（それぞれの発見者はいずれもノーベル生理学・医学賞を受賞しており、この話題に関しては桐野［二〇一四］参照。ただしピロリ菌の性格やその機能については様々な議論があり、あくまでそれは胃潰瘍の発生機序の一部であり、実際にはストレスなど心理的要因を含む多様な要因が関与していると考えるべきだろう）。

## †医療費の配分との関係

ルイス・トマスの議論に戻ると、彼は以上のような枠組みを踏まえた上で、医療資源の配分に関する次のような興味深い結論を導く。すなわち「もし私が、医療費を長期的に抑制することに強い関心を持つ政策担当者であるなら、何よりも医学・生命科学での基礎研究に予算を配分するだろう」と（Thomas 前掲書）。

ルイス・トマスの見解は、研究者らしいある種のオプティミズムに満ちているともいえるが、基本的な次元でこうした認識を共有する人は、研究者の間ではむしろ一般的と言うこともできるだろう。実際、彼のモデルは様々な場面で言及されることも多く、たとえばOECD科学技術政策委員会のバイオテクノロジー部会においてバイオテクノロジー関連技術と医療費の関係についての検討が行われた際、ルイス・トマスのモデルが基本的な準拠枠として参照されている（OECD Working Party on Biotechnology［1997］）。

一方、以上のような考え方に対して大きく対立する立場をとるのが、先に示したBの「効果逓減説」の考え方である。

この立場は、やや単純化して要約すれば、「感染症に対するワクチンや抗生物質など初期の医療技術革新は大きな費用対効果を有するが、慢性疾患や老人退行性疾患（高齢者ケア）になると、医療におけるイノベーションの効果は著しく減少する」という考え方をとる。

こうした見解の代表的な例としては、たとえばアメリカの著名な生命倫理学者であるダニエル・キャラハンの見解が挙げられるだろう。キャラハンは、延命のみを自己目的としているような高齢者医療のあり方や、その基礎にある「老い」についての見方に基本的な疑問を示し、現在の医療ないし医療技術は延命に値するだけの生活の質の向上をもたらしていないか、むしろ多くの苦痛をもたらしているとして強い批判的な議論を展開する。

「急性疾患と交換に慢性病を手に入れてしまった医学は、死との戦いを至上命令とする自己規定をもてあましている」というキャラハンの表現は、医療技術についての彼のこうした見解を象徴的に表すものである（キャラハン［一九九〇］）。

また若干文脈が異なるが、世界銀行が「健康への投資」に関する報告書において示している医療技術の費用対効果に関するデータと分析は、医療技術の費用対効果は栄養欠乏の場合のビタミン補給や感染症へのワクチン投与等においてもっとも大きく、慢性疾患になると概して低下するという内容であり、基本においてこの「効果逓減説」に類似した認識を含んでいると言えるだろう（World Bank［1993］）。

そして、もしこうした効果逓減説的な認識をとるならば、医療資源の配分という点についても、先ほどのルイス・トマスのような「研究」への優先配分論ではなく、高齢者ケアの場合などの「介護・福祉サービスの充実」や（社会疫学的な視点を踏まえた）予防等に予算を優先配分することこそが、全体として望ましい医療になるという帰結になる（医療技術革新と医療費の関係に関する近年の報告書としてGambrell［2010］参照。また、高齢化と医療技術革新ないしイノベーションの関わりについてはOECD［2011］、最近のものとしてOECD［2017a］参照）。

以上、医療技術革新ないし医療におけるイノベーションと医療費の関係について、それを「A　逆U字カーブ仮説」と「B　効果逓減説」という二つの見解の対照として整理したが、前者は主に技術を開発する側のいわゆる〝シーズ（種子）〟の視点から、後者は主に技術を受ける側の〝ニーズ〟の視点——ここでは疾病構造の変化——から、とらえたものと見ることもできる。

このテーマは、今後個別の実証的な調査研究を通じて論じられていくべきものであり、アプリオリに結論が出せるものでは当然ない。また、研究開発への投資と、介護や予防などへの資源配分の拡大は必ずしも〝二者択一〟のものではなく、次章において論じるように、（医療における他の領域への資源配分を節減しつつ）それら双方の資源配分を優先し、医療全体の費用対効果を高めていくという姿がありうるのであり、私自身はそうした方向が望ましいと考えている。

いずれにしても、こうした話題について幅広い角度からの議論を進めていくことが求められているが、ここで基本となる視点として考えてみたいのが、本書全体の主題でもある「持続可能な医療」というテーマである。

## 3 「持続可能な医療」と「持続可能な社会」

### †「医療費の規模」をめぐる評価

前節において、医療におけるイノベーションというものをとらえる基本的な視点について、特に医療費との関係を中心に若干の整理を行ったが、こうした視点を踏まえ、より具体的に医療をめぐる資源配分のあり方を考えるとどのようになるだろうか。

この話題は次章も含めて論じていきたいが、医療に関する資源配分には、

① 社会全体の中でどれだけの資源やお金を医療に配分するかという論点

② 医療の内部においてそのどの領域に資源を配分するかという論点

の双方が含まれる。この点を踏まえた上で、これからの医療のあり方を考えるにあたり、「持続可能な医療」あるいは「医療の持続可能性」というコンセプトが、次のような理由から非常に重要となってくるだろう。それはまず、そもそも望ましい「医療費の規模」と

いうものをどう考えるかという基本論に関わってくる。

医療費の規模については、一方で、〝医療は今後の最大の「成長産業」であり、したがって医療費が増加していくことは、関連産業の「国際競争力」や、また（医療従事者等の）「雇用」の創出という観点からも望ましく、積極的に拡大を図っていくべきである〟という見解が存在する。

しかしこうした考え方には疑問も生じる。それは医療という分野の特性に関するもので、誰しも好んで病気になって医療費を払いたいとは通常考えないことにも示されるように、医療費は基本的に（「事故」に対する）〝やむをえざる支出〟あるいは「負担」であり、その費用増加をそのまま積極的に喜べる性格のものではない。

しかしながら、かといって医療費の規模は単に小さければよいというものでもない。病気になった時に良質の医療サービスが受けられるシステムが整備されていることはもちろん必須のことであり、当然それには一定以上の費用がかかり、また医療従事者の所得保障ということも重要である。

以上のように、医療費の規模は単純に大きければよいとか、小さければよいといった議論では片付かないのであり、ここで浮かび上がってくるのが「持続可能な医療」という視点である。

この場合、「持続可能な医療」という姿を考えるにあたってひとつの重要な基準となるのは、いわゆる「医療の費用対効果 cost-effectiveness」という点だろう。ここで、本章の初めのアメリカの医学・生命科学研究政策に関する記述の中で示した図1-3をあらためてご覧いただきたい。

これは、マクロのレベルにおける医療の費用対効果をもっとも基本的なレベル――医療費の規模と平均寿命――において国際比較したものととらえることができる。先ほどもふれたように、こうした背景には、食生活などライフスタイル、コミュニティとの関わり、経済格差、医療保険制度による医療へのアクセスの保障等、無数とも呼べるような社会的要因が関わっている。

アメリカについて見ると、すでに確認したように、医学・生命科学研究投資を含めて医療費の規模は突出して大きいにもかかわらず、平均寿命は主要先進諸国の中でもっとも短いという状況にある。この背景には、たとえば図1-5に示されるように、アメリカの場合、心臓病（虚血性心疾患）の死亡率が国際的に見てきわめて高い部類に入り、また図1-6のように肥満率はもっとも高いなど、食生活や格差・貧困などの社会的要因が関与していると思われる。

また、逆に日本について見ると、日本はこれら（心臓病死亡率や肥満率）が国際的に見

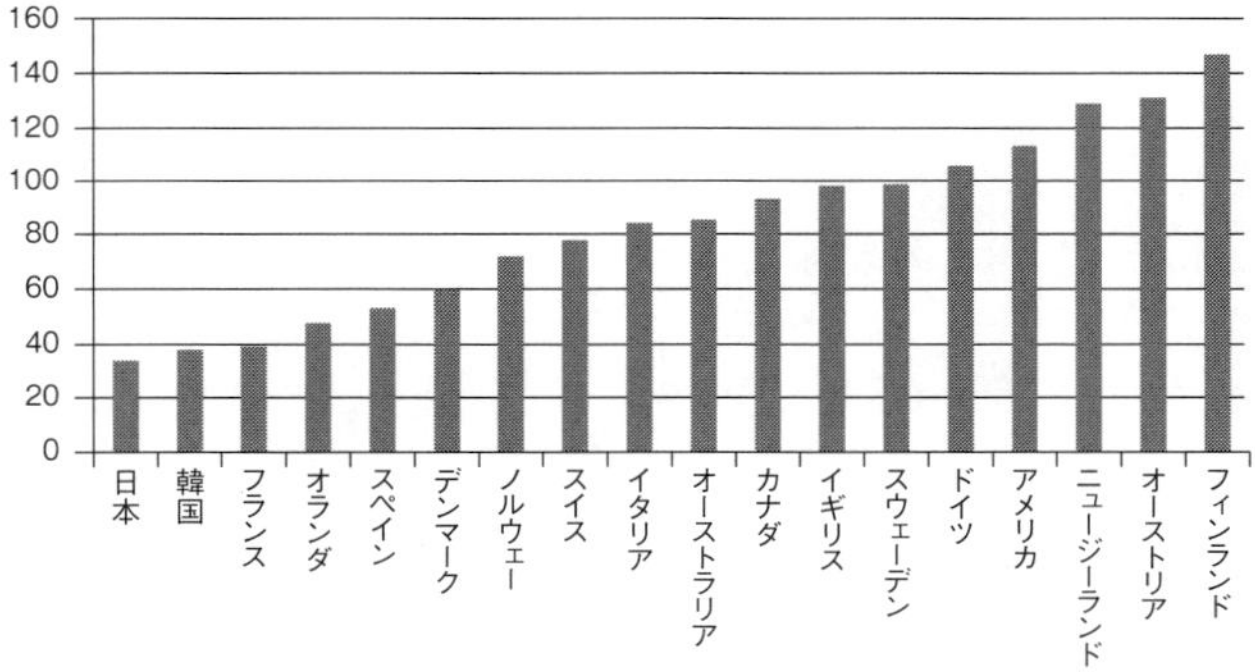


**図 1-5　虚血性心疾患の死亡率の国際比較**

（注）人口 10 万人当たり人数（年齢調整）。主に 2014 年データ。
（出所）OECD Health Statistics より作成。

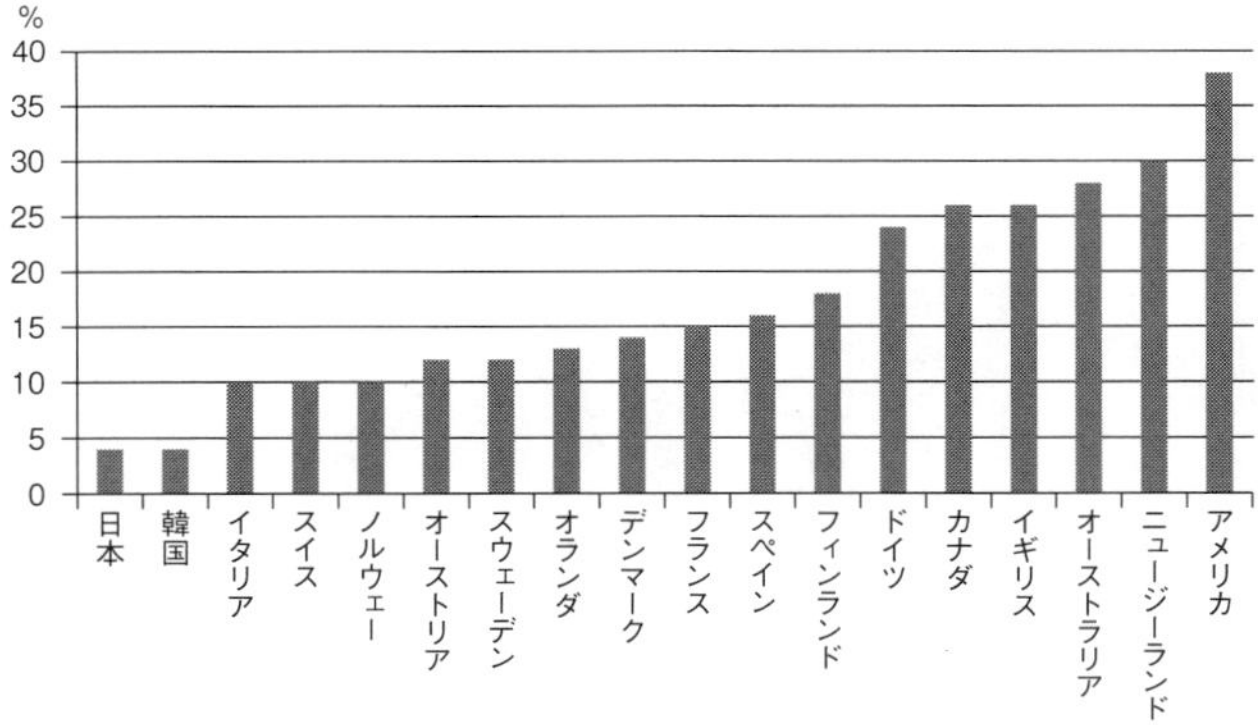


**図 1-6　肥満率の国際比較**

（注）15 歳以上人口のうち肥満者の割合。2014 年データ。
（出所）OECD, Caring for Quality in Health, 2017 より作成。

てもっとも低いのであり、したがって日本の医療パフォーマンスの良さ（比較的低い医療費で高い健康水準を実現）は、医療技術や医療システムに関する要因もさることながら、同時に実は（狭義の）医療以外の要因――食生活を含む生活パターンなど――が大きく関与していることが示唆されている。

こうした点は、〝健康の社会的決定要因（social determinants of health）〟というキー・コンセプトとともに近年活発になっている社会疫学（social epidemiology）と呼ばれる研究分野の探究テーマともつながる（ウィルキンソン［二〇〇九］、近藤［二〇〇五］参照）。また社会疫学に限らず、本書の「はじめに」でもふれた、人間の病気や健康を環境との関わりの中でとらえる研究分野である「進化医学」の視点、あるいは東洋医学等の知見を含めた「統合医療」の展開など、社会システムのあり方を含め、そうしたひと回り広い視点で人間の健康や病気をとらえ研究する領域を、医療の中に包含し、あるいは連動させていくことが課題となっている。

## †「持続可能な医療」そして「持続可能な社会」

やや議論を急ぐことになるが、以上のような点から示唆される問題提起として、またそもそも「持続可能な医療」というコンセプトの基本認識に関わるものとして、「『多資源投入型医療』は必ずしも対費用効果的（cost-effective）ではない」という視点が重要と私は考えている。

つまり、アメリカのような医療システムのあり方は、実は医療のみならず社会全体のあり方とも深く連動している。そこでは〝大量生産・大量消費・大量廃棄〟という消費パターンないし生活スタイル、あるいは利潤極大化という生産パターンと一体のものとして、〝栄養過多→肥満等→高有病率→高治療費〟という、医療や健康をめぐるサイクルが支配的になっている（私は八〇年代末と二〇〇一—〇二年の計三年間アメリカに滞在したが、こうしたことを日常生活のあらゆる場面で痛感した〔広井［一九九〇］、同［二〇〇四］〕）。

象徴的に言うならば、ある意味でそれは〝**過剰による病**〟と呼びうる姿であり、かつての時代の病気が（栄養失調など）〝欠乏による病〟を基調とするものであったのとは対照的なことである。ちなみにイギリスの医学者・医学史家のマッキューンは、〝Disease of Affluence（豊かさの病）〟という表現を使っている（Mckeown［1988］）。

「多資源投入型」の医療やライフスタイルが、個人のレベルでも必ずしも〝長寿〟をもたらすとは言えないことは、世界の「長寿番付」からも示唆される。いささか卑近な話に響くかもしれないが、ギネスブックの世界長寿一〇傑（二〇一七年）によれば、「一位　ジャマイカ（一一七歳）、二位　日本（一一六歳）、三位　日本（一一五歳）、四位　スペイン

（同）、五位　イタリア（同）、六位　イタリア（一一四歳）、七位　日本（同）、八位　イタリア（同）、九位　日本（一一三歳）、一〇位　日本（同）」となっている（日本が五名、イタリアが三名、あとはジャマイカとスペイン）。あえて単純化した言い方をするならば、決して〝不老不死に向けたハイテク医療を駆使するアメリカの大富豪〟が長寿者の上位を占めているわけではなく、むしろ〝程よい〟程度に豊かで質素な食生活やライフスタイルがそこには想像される。

今ふれた「不老不死」をめぐるテーマは、再生医療との関係を含め、医療技術をめぐる倫理を考える箇所で立ち返りたいが（第3章）、日本において長野県などがもっとも長寿県であることも考え合わせると（第4章参照）、「健康」や「長寿」はピンポイントのハイテク医療の追求もさることながら、むしろコミュニティや環境、社会全体のあり方を含めた、ある程度シンプルでバランスのとれた生活という、もう少し包括的な次元にあるのではないか。

いずれにしても、医療のあり方は生産や消費、格差や労働のあり方を含む社会全体のありようと深く結びついており、したがって**「持続可能な医療」というコンセプトは、医療以外の分野を広く視野に入れ、「持続可能な社会」のありようと一体に構想していく必要**がある。そうした展望を、本書全体の中でさらに考えていきたい。

## 【付論】日本における医療技術政策の確立の必要性

本章では「サイエンスとしての医療」というテーマを軸に、医療における研究開発政策のあり方について議論を行ってきたが、こうした視点を踏まえ、医学・生命科学研究政策に関する日本での課題について、重要と考えられるのは以下の二点と思われる。

(1) 日本における包括的な「医療技術政策」の確立
(2) 社会疫学など医療・健康の社会的・包括的理解に関する研究や支援の重要性

(1)は、基礎研究から臨床研究ひいては技術の採用・普及・標準化に至る「医療技術革新のフロー」と、推進・評価・規制を含む「政策の各局面」の全体を包括した、総合的な医療技術政策の確立がぜひとも必要であるということである。

その大まかなフレームを示したのが表1-2である。そもそも日本においてはこれまで「医療技術政策」という発想あるいは〝政策カテゴリー〟自体が希薄だった。その大きな背景は、医療技術あるいは医学・生命科学研究政策における省庁の縦割りと、戦後日本の技術政策が概して「産業技術(ないし工業技術)」中心であったこと等にあるだろう。

この場合、医療技術あるいは医学・生命科学研究については、単純な〝推進〟という発想

## 表1-2　医療技術政策の全体的なフレーム

↓政策の諸側面＼→技術革新のフロー

| | 基礎研究（laboratory） | 臨　床 | |
|---|---|---|---|
| | | 臨床研究 | 採用・普及・標準化 |
| 推　進 | ・基礎研究支援<br>・技術移転政策 | ・臨床研究の位置づけの明確化 | ・医療保険への導入（含　先進医療）等 |
| 評　価 | ・研究費配分システムや医療資源配分のあり方 | ・有効性、経済性等の評価研究 | ・診療ガイドライン、成果研究、EBM等 |
| 規　制 | ・研究規制（ex. 遺伝子研究のあり方） | ・臨床治験〜臨床研究全般の規制 | ・医療計画を通じた普及規制等 |

（出所）広井［1998］。

だけでは不適切であり、倫理面を含んだ技術評価や、医療保険制度などアクセスの保障やその平等といった視点が不可欠である。今こそ、そうした広い視野をもった体系的な医療技術政策の確立が求められていると言えよう（広井［一九九七c］、同［一九九八］参照）。

一方(2)は、先ほど指摘したような、従来より大きな視点で人間の健康や病気をとらえ研究する領域——社会システムのあり方を含む——を、医療技術や「イノベーション」概念の中に積極的に包含していくことが重要ということである（ちなみに統合医療に関しては、一九九八年にＮＩＨにＮＣＣＡＭ〔National Center for Complementary and Alternative Medicine：国立補完代替医療センター〕が創設されるとともに、二〇一五年にＮＣＣＩＨ〔National Center for Complementary and Integrative Health：国立補完統合健康センター〕に名称変更され、一〇〇億円を超える国家予算〔二〇一七年度予算は一・三億ドル〕が配分される形で研究が進められている。広井［二〇一三］参照）。

第2章

# 政策としての医療——医療費の配分と公共性

第1章では「サイエンスとしての医療」という視点を導きの糸として、アメリカの医学・生命科学研究政策を手がかりに医療におけるイノベーションと医療費、そして「持続可能な医療」という基本的なコンセプトを考えたが、ここではそうした観点を踏まえつつ、より具体的なレベルで「政策としての医療」というテーマについて議論を展開してみよう。

## 1 医療費の配分

### †医療費の配分①——医療のどの領域に資源を優先配分すべきか

「持続可能な医療」を考える時、私たちが活用できる資源や環境は〝有限〟であり、したがってその「配分」をどうするか、あるいは「優先順位」をどのように考えるかがきわめて重要なテーマとなる。

日本の場合、高度成長期には〝ジャパン・アズ・ナンバーワン〟とまで称され、経済成長あるいは工業化社会の優等生的なモデルのように喧伝されたので、特に一定以上の世代にはそうした「成功体験」が染みついており、「経済や資源は〝無限〟に拡大しうる」という意識が概して強い。

それが（「はじめに」でもふれた）〝経済成長によって税収は自ずと増え赤字はなくなる〟という発想につながり、一〇〇〇兆円に及ぶ借金を将来世代にツケ回しするということの基本的な背景にもなっていると思われるが、そうした思考回路では「医療の持続可能性」は維持できないだろう。資源や経済・財政の有限性という認識と、そうした有限な資源の配分や優先順位づけという発想がここで本質的な意味をもってくる。

「医療費の配分」にはいくつかの局面があるが、特に重要なものとして、

①　医療における様々な領域に関する配分

②　病院—診療所（ないし医療機関の機能）に関する配分

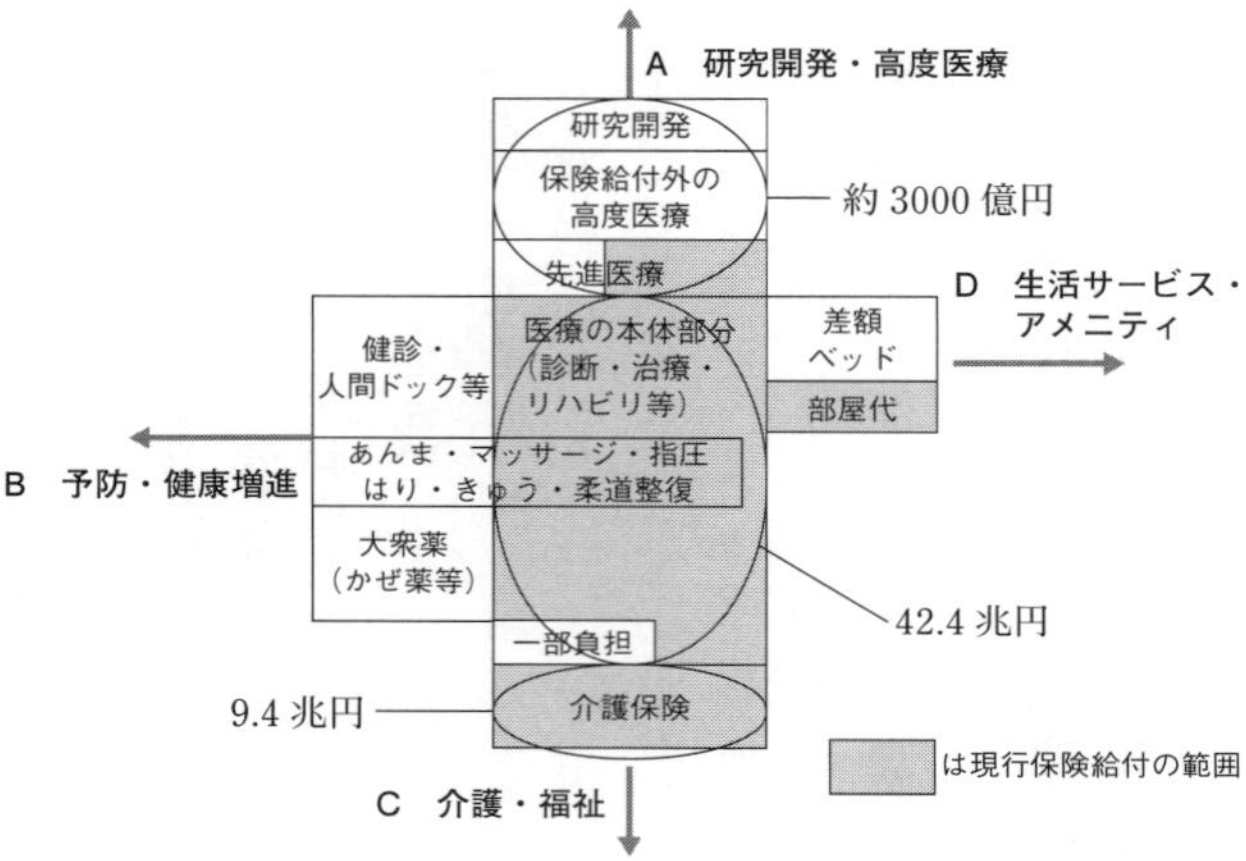


**図 2-1　医療費をめぐる配分構造**

（注）本体部分の42.4兆円は2015年度「国民医療費」、介護保険の9.4兆円は2015年度「社会保障給付費」による。
（出所）広井［1994］を改変。

の二つが挙げられるだろう。ここではこれらについて重要と思われる点を論じてみたい。

まず①についてだが、これについては図2-1のような整理が可能と考えられる。これは、診断・治療・リハビリなど通常の診療に関する領域（＝〝医療の本体部分〟）を中心に置き、

A　研究開発・高度医療
B　予防・健康増進
C　介護・福祉
D　生活サービス・アメニティ

という四つの関連領域を周辺に配置

したものである（広井［一九九四］）。この場合、前章で述べた研究開発やイノベーションと特に関わりが深いのはAの領域となるが、中心部分そしてB〜Dの領域も一定の関連性をもっている。

さて通常、日本の医療費（「国民医療費」）として政府により公表されているのは主にこの図における中心部分であり、これを含めて図の中で医療費の値を一部示しているが、周辺部分のものは以前に私が概算したものとその若干の改定参考値で（広井前掲書）、現在の時点でより正確に精査する必要がある。

### †そもそも「医療費」とは

この点はいささかテクニカルな話題に響くかもしれないが、国際比較を含めてそもそも「医療費」とは何かという基本的な定義や具体的数値に関わるものなので、実はかなり重要な意味をもっている論点である。たとえば、厚生労働省が毎年発表している上記「国民医療費」には、医療における研究開発と深く関わる、「先進医療」などの「評価療養」の医療費の一部は含まれていない（図のA）。

「先進医療」とは、日本の医療保険制度における仕組みの一つで、（まだ十分に普及していない）先端的な医療について、通常の医療と共通する部分（入院費や看護費、通常の検査など）は保険でカバーし、先端医療技術の固有の部分は保険外とする仕組みである（経緯的には、一九八四年に創設された「高度先進医療」制度という制度が二〇〇六年に再編され、「評価療養」という制度の中の一つとして位置づけられたもの）。

以上の話はすぐに身近には感じられないかもしれないが、これは個々の先端的な医療について保険がきくかどうかに関わる話なので、現実的には大きな意味をもち、また生命保険会社などが〝ここは自費負担になるので民間保険に入ったほうがいいですよ〟ともっともＰＲしているのもこの領域である。なお、ここでの「先進医療」として認められた医療技術は安全性、有効性等が確認されればやがて全面的に保険適用の対象となる。

**＊先進医療の現状について**

「先進医療」の対象技術は二〇一六年一〇月時点で一〇三種類あり、実施件数が多いのは①多焦点眼内レンズを用いた水晶体再建術（実施件数九八七七件、平均技術料五三万五二一八円）、②前眼部三次元画像解析（七七八八件、三八一七円）、③陽子線治療（三〇一二件、二六八万八〇五円）、④重粒子治療（一八八九件、三〇八万六三四一円）となっている（二〇一四年七月〜一五年六月実績、中央社会保険医療協議会資料）。

また、「国民医療費」として公表されている医療費には、いわゆる〝差額ベッド〟（一定の基準を満たす病室について、患者が保険外の部屋代〔＝室料差額〕を支払って使用する仕組み）などの「保険外医療費（自己負担）」は含まれていない（図のD）。さらに人間ドックなど予防・健康増進関係の医療費が含まれていないのはもちろんのこと、柔道整復や鍼灸など（東洋医学等に関する）いわゆる療養費制度（通常の診療報酬とは別枠で、原則として患者がいったん医療費を払い事後的に保険から償還される償還払いの形をとる制度）に関連する医療費については不明な部分が多い。

加えて、介護保険制度が二〇〇〇年に施行されて以降は、介護関連費（特に医療との境界領域）は国民医療費の範囲からはずされたので、この点に関して諸外国に比べて「医療費」が低くカウントされている面がある（図のC）。

以上のうち差額ベッドについては、以前は個室か二人部屋に限ってのみ差額徴収が認められていたが、一九九四年からは基準が緩和されて四人部屋でも認められるようになった。また、以前はその病院の病床全体の二割までのみ認められていたが、この点も基準が緩和されて二〇〇〇年からは五割つまり全病床の半分まで差額徴収が認められることになった。

差額ベッドの病室の場合、首都圏などの大都市では一日一万円程度の負担は普通であり、しかもこれは（患者自己負担の上限となる高額療養費制度の枠外なので）何らの規制も受けず〝青天井〟に医療費負担が大きくなる性格のものである。また、後で述べる診療報酬の構造とも関連してくるが、日本の診療報酬は病院、特に高次機能の病院への配分が手薄いものになっているため、高次機能の病院は一定の収入を確保するには差額ベッドなどの保険外収入に頼らざるをえないという、ゆがんだ構造が背景に存在している。

いずれにしても、差額ベッドや先進医療関係など、近年では保険外医療費の規模がかなり大きくなっていることを考えると――たとえば差額ベッドを徴収する病床の割合は二〇〇九年度で全病床の二割近く（一八・六％）に達している――、現在の「国民医療費」の定義ないし把握の仕方にはそれ自体きわめて大きな問題があると言える。

つまり、一般に日本の医療費は諸外国に比べて〝低い〟ということが（医療システムの国際比較などの文脈で）しばしば言われるわけだが、以上のように「国民医療費」の定義に含まれていない医療費が相当存在するのである（以上に挙げたほか公的病院への補助金なども。こうした点を含め医療費の範囲に関しては広井［一九九四］参照）。これは医療費の国際比較の課題でもあり、厚生労働省など関係機関はこうした医療費（特に保険外医療費）の正確な把握と透明化をもっと進めるべきだろう。

なお図2-1のAに関して、前章のテーマであった医療におけるイノベーションにとってもっとも重要な、医学・生命科学分野の研究開発に関する配分はどうか。これについては正確な把握が困難な面があるが、日本における研究開発予算の代表格である科学技術研究費補助金（いわゆる科研費。二〇一五年度予算額は二二七三億円）における「医歯薬学」分野は科研費全体の二三・〇%で、ほかに厚生労働省関連の厚生労働科研費があり(二〇一四年度で四三八億円)、また二〇一五年四月には〝日本版NIH〟と称された「国立研究開発法人日本医療研究開発機構(AMED)」が発足しているが(予算は約一二五〇億円)、これらを総計しても三〇〇〇億円に及ばず、アメリカのNIHの予算が三兆円を超える規模(二〇一七年度で二九一億ドル)であるのと比較して、日本における医療分野の公的研究開発費は大幅に少ない。

### †医療費配分の方向性——医療の「周辺」部分への配分増を

以上、医療費の配分に関するいくつかの論点を述べたが、ここで今後の医療費配分の大きな姿として私が提案したいのは次のような方向である。

それは、**今後は図2-1における医療の「周辺部分」に現在よりも相対的に大きな配分ないし投資を行い、そのことを通じて、いわば通常の診断・治療分野への「負荷」を減少させ、結果として医療システム全体としての費用対効果が高まる、**という方向性である。

そう考える基本的根拠は、Aの研究開発・高度医療については前章で論じたようなイノベーション(純粋技術)による医療費節減効果であり、Bの予防・健康増進については文字通り疾病予防的効果であり、Cの介護・福祉については高齢者ケアなどにおけるいわゆる「生活モデル」のもつ（薬剤等に依存しない）費用対効果の高さであり、Dの生活サービス・アメニティについては患者のサービス満足度が高まることである。

もちろんこれらについては個別の技術やサービスにそくして実証的な調査研究がなされるべきものだが、医療費の配分に関する基本的な認識や方向づけとして、以上のようなパラダイムないし考え方の枠組みを意識することが重要と思われる。

そしてこのことを通じて、理想的に言うならば、医療の費用対効果の改善と人々の健康水準やサービス満足度（ないし生活の質）の向上が並行して実現できる可能性がある。

ただしこの場合、それらの（重点化される）領域は、できる限り公的な財政によってカバーされ、平等なアクセスが保障されることが重要だろう（特に公的医療保険制度における先進医療関連部分）。なぜなら医療という領域は、人の生命や健康に直接関わる領域であって、平等ということが特に重視されるべき分野であり、受けられる医療の内容に「階層化」が生じるのは極力避けるべきものと考えられるからである。

### †「混合診療の禁止」をめぐって

ここで、（安倍政権の政策の文脈でも）近年の日本における医療政策上の一大争点となっている「混合診療の禁止」について基本的な視点を述べておきたい。

「混合診療」とは、患者が受ける一連の診療行為（初診から診療終結までの一連の流れ）において、保険がきく医療と保険外の医療とを混在させることをいう。これについて、日本の医療保険制度においては「混合診療の禁止」という基本的な考え方がある。

これは法律で明示的に示されたものではなかったが、そのこともあって、一九六〇年代や七〇年代を通じ、その〝例外〟が徐々に広がっていき、その代表例が先述の「差額ベッド」（室料差額）や歯科での差額だった。これらが相当に広がり、患者にとっての負担も大きくなっていたこともあり、一九八四年の健康保険法改正の際に、「混合診療禁止の〝例外〟」として「特定療養費制度」という仕組みが明確に制度化され（その大きな柱が先の「先進医療」制度の前身たる「高度先進医療」制度）、逆に言えば、そうした例外を除いては「混合診療の禁止」があくまで守られるべきことが明示されたのである（法律用語で言えば「反対解釈」）。特定療養費制度は二〇〇六年には保険外併用療養費制度という名称に改められた。

そうした「混合診療の禁止」原則について、それを緩和して例外を増やす、あるいはそもそもそうした原則自体を撤廃して混合診療を「自由化」すべきという主張が、（さかのぼれば小泉政権の頃から）高まり、多くの議論がなされてきた。ちなみにこのテーマは裁判上でも問題となったが、最高裁は「混合診療の禁止」原則を合理的なものとする判断を行っている（二〇一一年一〇月判決）。

以前から拙著の中でも論じてきた点であるが（広井［一九九七a］）、混合診療の拡大という方向については強い疑問があり、私は基本的に反対である。

混合診療の拡大に私が懐疑的である理由は、大きくは(a)公平性、(b)効率性という二つの観点からである。(a)については、混合診療を利用する（つまり公的医療保険の医療にプラスして差額を支払いワンランク上のサービスを受ける）のは主として中所得以上の層が中心になると考えられ、それが進んでいくと、所得階層によって受ける診療や医療技術の内容が異なるという、〝**医療の階層消費化**〟が（アメリカなどと同様に）確実に進んでいくと予想されることである。

しかも、それが自由診療（＝完全に公的医療保険の枠外の診療）として行われるならまだしも、混合診療のうち公的医療保険で賄われる部分は（低所得層も含めて）あまねく国民が保険料や税を支払っているわけなので、やや強調して言うならば〝中所得層以下の層の社会保険料に一部を依存しながら保険外のプラス・アルファの診療を受ける〟という、ある種の「逆進的」な構造が生まれることになる。

一方、(b)（効率性）については、混合診療の拡大の本質は〝私費医療〟あるいは「市場経済」ベースの医療を拡大するという点にあるが、医療という分野は、経済学で言うところの〝情報の非対称性〟から来る「市場の失敗」が起こりやすい代表的な領域である。実際、先進諸国において医療を「市場経済」に委ねている度合いのもっとも大きいアメリカにおいて、医療費が高騰している大きな理由もそこにある（逆に興味深いことに、医療をもっとも公的に管理しているイギリスなどにおいて医療費はむしろ低い水準となっており、これは通常の経済分野においては「市場経済に委ねるほどコストの〝効率化〟が図られ価格が下がる」というのと反対の状況となっているのだ）。

したがって混合診療の拡大は、医療を市場経済に委ねる比重を高め、結果として「市場の失敗」を招き医療費を高騰させていく方向に働く蓋然性が大きく、「効率性」という観点からも問題が大きい。

現実的なケースとして、ある個別の医療技術について、公的保険給付の対象としてその時点で認められていないため私費負担が大きくなるという問題がある場合には、その技術の有効性や安全性を検証しながら、先ほどの「先進医療」制度のような（混合診療の例外である）制度への導入、ひいては全面的な保険適用を進めていくべきなのである。これを逆に私費医療の拡大という方向にしていくことは、悪しき形での〝医療のアメリカ化〟を進めていくことになるだけだろう。

こうした話題に関連して、最近の具体例を挙げておきたい。二〇一六年四月の診療報酬改定で、〝まず「かかりつけ医」を受診することを促す〟という趣旨のもとで、診療所（開業医）の紹介状なしで大病院（大学病院などの特定機能病院や五〇〇床以上の地域医療支援病院〔二〇一八年四月からは四〇〇床以上〕）を受診した場合には、五〇〇〇円以上の追加料金（初診料。再診時は二五〇〇円以上）をとるという仕組みが導入された。そしてこの仕組みは、まさにここで述べている「混合診療の禁止の例外」たる保険外併用療養費制度（差額ベッドなどと同じ選定医療）として位置づけられたのである。

五〇〇〇円以上という負担額はかなり大きく、この仕組みは実質的に〝お金がなければダイレクトに高次機能の病院を受診できない〟という効果をもっている（また、この後でふれる病院―診療所の医療費配分の問題と関わるが、そこまで診療所への医療費配分を優先ないし優遇する必要があるのかという疑問もある）。先ほど指摘した〝医療の階層消費化〟にもつながるものであり、私はこうした制度は廃止ないし追加料金額を大幅に下げるべきものと思うが、いかがだろうか。

なお、先ほど「市場の失敗」に言及したが、上記のように医療という分野は〝情報の非対称性〟が顕著な領域であり、言わば「情報」が医療問題を考える際の〝隠れたキーワード〟の一つである。そして実際、九〇年代前後から各国で進められてきたのが、医療における情報の開示や流通を進め、それを通じて医療の質や効率化を図るという方向の改革だったわけだが、それは現在も継続中である（近年のヨーロッパでの医療制度改革の動向については松田［二〇一七］参照）。

## †医療費の配分②――病院―診療所をめぐる医療費配分

さて、「医療費の配分」をめぐるテーマに議論を戻そう。医療費の配分の第一の局面として、医療における様々な領域に関する配分について考えてきたわけだが、医療費の配分をめぐるもう一つの重要な局面は、「病院―診療所（ないし医療機関の機能）に関する配分」である。

基本的な点を確認すると、現在の日本の診療報酬（保険点数）は一九五八年に概ね原型ができたものだが、当時は医療機関の大多数は診療所だったこともあり、基本的に診療所をモデルにした点数体系が作られた。その後、現在に至るまで改定を重ねてきているものの、日本の診療報酬は以下のような「構造的」ともいえる問題点を有している。すなわち、

①「病院、とりわけ入院部門」の評価が薄い
②「高次医療」への評価が薄い
③「チーム医療」の評価という視点が弱い

## ④「医療の質」の評価という視点が弱い

という諸点である(広井[一九九七a]参照)。全体として、診療所には潤沢な医療費が配分される半面、病院――特に一定以上の規模ないし高次機能の病院――に対する医療費の配分はきわめて不十分なものとなっている。

ちなみに、表2-1は二〇〇〇年代以降の医療施設の収益率を見たものである。上記のように、診療所に比較的潤沢な医療費が配分され、病院については規模の大きい病院ないし高機能の病院ほど収益率が低いことが示されている。

ではなぜ、日本における医療費の配分は、診療所(開業医)に手厚く、病院(特に中規模以上の病院)には手薄いという状況になっているのだろうか。

手がかりとして、ここで医師の構成割合を見ると、二〇一六年において開業医三二・一%に対し勤務医が六三・三%となっており(他は介護関連施設や研究機関等。医師薬剤師調査)、病院勤務医のほうが大多数を占めている(以前はこの割合は逆で開業医のほうが多数だったが、病院が増える中で勤務医の割合が徐々に大きくなり、勤務医数が開業医数を上回ったのは一九七〇年代後半である)。

ではなぜ、勤務医のほうが多数であるのにもかかわらず、診療所(開業医)への医療費

### 表 2-1　医療施設の収益率（医業収支差額）

（%）

| | 2001年 | 2003年 | 2005年 | 2007年 | 2009年（集計手法変更）〔含介護関連〕 | 2013年 | 2015年 | 2017年 |
|---|---|---|---|---|---|---|---|---|
| 特定機能病院 | −11.3 | −10.1 | | | −6.0 | | −8.5 | −5.8 |
| 公立 | −13.9 | −11.2 | −9.1 | −17.4 | −16.5 | −5.9 | −11.4 | −13.7 |
| 国立 | 1.5 | | | | 2.1 | 0.4 | 0.2 | −1.9 |
| 医療法人立 | 4.6 | 1.8 | 1.3 | 2.5 | 2.8 | 4.3 | 2.4 | 1.8 |
| 個人立 | 7.1 | 7.2 | 8.7 | 5.7 | 6.5 | 10.8 | 4.6 | 3.1 |
| 一般診療所（個人） | 33.8 | 33.5 | 34.8 | 34.8 | 29.6 | 29.4 | 29.3 | 32.3 |

（出所）医療経済実態調査各年版より作成。

が優先されてきたのだろうか。これについて、私は九〇年代に出した拙著（広井［一九九四］）の中で「〝一医療機関一票〟説」という考えを（若干の揶揄を含めて）示した。

すなわち、重要なのは「経営主体」としての医師ないし医療機関の数であり、医師数では勤務医が多数であるものの、医療機関あるいは「経営」に携わる医師数では圧倒的に診療所（開業医）が多いので――具体的には、病院数約八四八〇に対し診療所は約一〇万（一〇万九九五。二〇一五年）とはるかに多い――、「声」としてはそちらがずっと大になるという理解である。

このように、「病院―診療所」の配分問題は、日本医療の構造的な課題として皆保険体制の成立（一九六一年）以来存在していたものだが、そうした矛盾が限界を超え、様々な形で噴出しているのが現在の病院をめぐる諸問題なのではないか。しばらく前に〝医療崩壊〟という言葉がよく使われたが、それは実質的には（勤務医の集団退職やその背景の一つだった勤務医の過重労働などを含め）〝病院崩壊〟というべきものだった。

## †提案――病院―診療所の医療費配分の見直しを

さらに、この問題に関して避けて通れないのが医師の所得水準の問題である。その理由の一つは、医療分野の大きな特徴は人件費比率が他分野に比べて大きいことであり、医療費問題のかなりの部分は実は所得水準の問題であるからだ。

これについては、開業医の年収約二八八七万円、病院勤務医のそれが約一四八八万円といったことが（その算定のあり方も含めて）以前よりも議論されるようになったが（以上は平成二九年医療経済実態調査）、こうした水準の妥当性も併せて正面から議論される必要がある。

そもそも診療報酬には「医療技術の相対評価」と「医療従事者の所得保障」という二つの側面がある。診療所については、そのプライマリケア機能から考えてもむしろ後者の側面（所得保障）を主体に考えるべきであり、イギリスの人頭払い制はもちろん、ドイツなどでも開業医については（出来高払いではなく）総枠規制とセットになった総額請負制がとられているのを参考にすべきである。私的保険が中心のアメリカは別として、診療所（開業医）の収入について実質的な〝青天井〟なのは日本だけと言うに近い状況にある。

ドイツについてもう少し詳しく見ると、もともとドイツの社会保険での診療報酬は、州の保険医協会と州疾病金庫連合会（日本での健保組合に近い）との間の交渉で決められていた。要するに、保険者側（医療費の支払い側）が〝これだけの医療費の総枠の範囲内で診療を行ってください〟という仕組みであり、それが「総枠規制とセットになった総額請負制」ということの意味である。

しかしこれではやや柔軟性に欠けるので、二〇〇九年から実施されている診療報酬改革により、診療報酬単価があらかじめ固定されるとともに、診療報酬の総額は地域の医療ニーズに基づいて算定されることになった。反面、個々の医師に対する報酬には、基本的に「基準給付量（Regelleistungsvolumen: RLV）」という枠が設けられた。具体的には、保険医の報酬は、四半期ごとに、前年同一四半期の診療事例数×診療単価によって算出される基準給付量の枠内での報酬と、予防接種や健診等による枠外の報酬によって算定され、かつ基準給付量の一五〇％を超える診療を行った医師に対しては、当該超過部分については減額された診療報酬が支払われるという仕組みである（「各国の社会保障施策の動向」『週刊社

会保障』二〇一七年、No. 2936)。

いずれにしても、一定の例外や追加給付は認めつつ、基本的に診療所については総枠規制の仕組みとしているのであり、日本も同様の仕組みを検討すべきではないだろうか(なお医療機関の支払い方式の国際比較についてOECD[2016]参照。診療所のようなプライマリケアについては、多くの国が何らかの形の人頭払い制と他の方式の組み合わせで対応していることが示されている)。

このことを通じて、先ほど述べたような「病院—診療所」ないし医療施設間の配分の歪みがある程度改善できるのではないかと私は考える。イメージをもつためにあえてラフな計算を行うと、かりに開業医の平均収入を現在の二八〇〇万円程度から一八〇〇万円程度にするように働くような何らかの総枠規制を行ったとしよう。診療所の数は上記のように約一〇万(一〇万九九五)なので、上記の一人当たり一〇〇〇万円の減額分はトータルでは約一兆円となる。この額を、入院医療や高次機能医療、チーム医療など、先ほど指摘した、日本の診療報酬の中で配分が手薄な部分に再配分してはどうか。これによって、様々な面での病院医療の改善や、勤務医や病院医療従事者の過重労働の緩和、医療システム全体としての費用対効果の改善が期待できると私は考える。

診療報酬のあり方を審議する中医協(中央社会保険医療協議会)の議論などは、いささか細部のテクニカルな〝調整〟が中心で、大きな枠組みとして、医療費の配分をどのようにするかという根本的な論議が不足しているのではないか。

またそもそも、「はじめに」でも指摘したように、低成長そして人口減少時代となる中で、医療費の規模や配分の基本的なあり方を、もっと透明性の高い形で議論する場や方法を考える必要があるのではないか。

たとえば医療費問題と経済低成長に悩むスウェーデンは、一九九〇年代半ばに医療費に関する「プライオリティ委員会」を議会に設け、国民を広く巻き込む形で「医療費の配分」のあり方についての検討を行った（広井［二〇〇三／二〇一五］参照）。日本もそうした大きな視野に立って、医療費の配分のあり方についての透明度の高い、公共的な議論を開始すべき時に来ている。

## 2　医療における公私の役割と公共性

### †医療システムの国際比較

「医療費の配分」というテーマをいくつかの観点から考えてきた。ある意味で議論が前後する面があるが、そうしたことを吟味する前提として、ここで先進諸国の医療システムについて、特に「公私の役割分担」という点を中心に多少の概観を行っておこう。

表2-2に示されるように、先進諸国の医療システムは大きく三つのタイプに分けられる。

Aの「NHS型モデル」は、文字通りイギリスの「NHS（National Health Service）」に代表されるもので、税を財源とする実質的に〝国営医療〟と呼べるものである。余談となるが、アメリカの医療システムを国際比較の視点を踏まえて鋭く批判したマイケル・ムーア監督の『シッコ Sicko』――この映像の一部を私は「社会保障論」の授業でよく使っていた――ではこのNHSがかなり優れた医療制度として描かれていた。九〇年代から「財政と供給の分離（purchaser-provider split）」あるいは〝疑似市場（quasi market）〟という考え方のもと、国立だった病院を〝独立化〟させる改革がなされ（NHS改革）、奇しくもそれは日本の大学改革等にも影響を与えた（いわゆる独法化）。そうした中で病院の窮状が深刻化したため、ブレア政権（一九九七年〜）の時代にはNHS予算を大きく拡大する政策が採られるとともに、政治主導の下で「患者中心」「地域」「公平」「医療の可視化」といった理念を柱とする改革が進められた（武内・竹之下［二〇〇九］参照）。

Bの「社会保険モデル」は、大陸ヨーロッパ、とりわけドイツに象徴される医療システ

表 2-2　医療システムの国際比較

| | 例 | 特徴 |
| --- | --- | --- |
| A　NHS 型モデル | イギリス<br>北欧 | ・財源＝税<br>・病院は公立中心<br>・患者自己負担小（原則無料） |
| B　社会保険モデル | ドイツ<br>フランス | ・財源＝社会保険料<br>・病院は公立または民間非営利中心（＊）<br>・一定の患者自己負担 |
| C　市場型モデル | アメリカ | ・民間保険中心<br>・病院は民間非営利中心（一部営利）<br>・多くの無保険者 |

（＊）フランスは公立、ドイツは公立・公益（赤十字や宗教団体）、日本は民間非営利（ないし個人立）が多。

ムである。日本も大きくはこの範疇に入るが、ドイツの場合、日本と異なって医療システムの中に原則として税を投入せず、そのことが国ないし中央政府からの補助金に極力依存しない自律的なシステムの土台として、また借金をなし崩しに増大させない財政規律のベースとして機能していることに注目したい（税については正確には二〇〇四年から若干の連邦政府補助金が導入されたが、給付費の一割程度で日本に比べ大幅に少ない。また公的性格の病院が多いこともあり、病院の設備投資については州政府が補助を出している）。

Cの「市場型モデル」は言うまでもなくアメリカに代表されるもので、オバマ政権時代に（民主党の悲願であった）皆保険に向けて舵が切られたが（「オバマ・ケア」）、トランプ政権となってその廃止をめぐり混乱が続いていることは周知の事実である。

## †医療における財政と供給――「公共性」という視点の重要性

以上を踏まえた上で、表2-3は「医療供給」と「医療財政」を区別してもう少し詳しく医療システムの国際比較を見たものである。ここで「医療供給」の〝公〟〝私〟とは、病院などの医療機関が公立中心か民間中心かを指しており、「医療財政」の〝公〟〝私〟とは、医療をめぐるお金の流れが公的な枠組みか市場経済に委ねられているかに関するものである。

これを見ると、国際的に見て日本は独特のポジションにいることがわかる。つまり、医療供給も医療財政も「公」中心であるのがヨーロッパで、いずれも「私」中心であるのがアメリカだが、日本は医療財政は「公」的、医療供給は（アメリカ以上に）「私」的という、いわば〝混合型〟とも呼べる医療システムになっているのだ。

これには理由があって、それは「病院」というものの歴史的ルーツに関わっている。ヨーロッパ（やアメリカ）の「病院（ホスピタル）」は、もともと中世における教会をベースとした慈善（収容）施設が基盤であり、一種の〝コミュニティ・ホスピタル〟として、一定の「公共的」な性格をもっており、それが現代の病院にもつながっている。一方、日本

表 2-3　医療供給システムと医療財政システム

| | イギリス | ドイツ | フランス | 日　本 | アメリカ |
|---|---|---|---|---|---|
| 医療供給システム | 公 | 公 | 公 | 私 | 私 |
| | ほぼ全て | 約 90% | 約 70% | 約 20% | 約 25% |
| 医療財政システム | 公 | 公 | 公 | 公 | 私 |
| | 税 | 社会保険 | 社会保険 | 社会保険（税の投入大） | 民間保険中心 |

（注）供給の下欄は病床の総数に占める公的（国立・公立）病院病床の割合。ただしドイツは公益病院（宗教法人立・財団法人立）を含む。またイギリスは 90 年代の NHS 改革により国立病院は独立採算制の NHS トラストに改変（→日本の大学改革にも影響）。
（出所）広井［1994］を一部改変。

の場合はそうした伝統が薄く、したがって明治以降において一定の公的病院が作られたほかは、〝開業医が運営する診療所が大きくなって病院になる〟という姿がむしろ一般的であり、したがって病院も中小規模のものが中心で、かつ「個人立病院」という、ヨーロッパやアメリカではほとんど見られない形態が多く存在しているのだ。

そのこと自体は必ずしもマイナスではなく、長所としての面もあると思われるが、問題は、以上のような歴史的な経緯から、「はじめに」でも指摘したように、日本の医療においては「公共性」という視点が不足しているという点にあると私は考えている。

つまり日本においては、医療は概して〝プライベート〟な性格のものという意識が相対的に強く、これが様々な問題の背景に存在していると思われる（たとえば、ここでの例として妥当かどうか議論がありうるところだが、二〇一七年夏に生じた臍帯血の違法投与の問題などのように、「診療の自由」「プロフェッショナル・フリーダム」の名の下に野放図な医療が行われる場合がある）。あるいは、医療に関する情報開示や透明性の確保といった対応が遅れがちであり、医療がなお〝ブラックボックス〟的な性格をもっているのも、「公共性」の不足という点と関係しているだろう。

実はこうした「公共性」の不足という問題は、医療のみに限られたものではなく、日本における他の領域でも見られるテーマである。ある意味で医療と類似した典型例が「土地」や「都市計画」をめぐる諸課題だろう。日本の場合、土地の所有や管理は〝私的〟な領域に属するものという意識が強く、それが公的な規制を受けることには強い抵抗があり、そのことが日本における都市計画や土地に関する政策をきわめて弱いものにしている（具体的には野放図な乱開発や無秩序な街並みなど）。

俗な表現を使うならば、〝俺の土地をどう使おうと俺の勝手だ〟といった意識がなお強いのであり、そうした土地所有に関する私的性格の強さが、近年ではたとえば空き地・空き家問題などの背景の一つとして現れているのである（空家の数は二〇一三年で八二〇万戸に及ぶ〔総務省「住宅・土地統計調査」〕）。

医療について見れば、たとえばヨーロッパでは病院は公立病院が中心で、それが病院医療の中心となって機能しているが、日本では（アメリカとは異なるものの）公立病院はその

「経営効率」が概して批判されることが多い。しかしその背景には、そもそも日本の診療報酬が、先ほど見たように診療所や中小病院に手厚く、高次医療やチーム医療に十分な評価や配分を与えていないという問題がある。日本での議論にありがちな、市場経済的な経営効率という視点だけで公立病院の役割や現状をとらえるのはミスリーディングだろう。

この点も、先ほどの土地問題や都市計画と同じく、実は公共交通機関をめぐる問題とよく似た性格をもっている。つまりドイツやフランスの場合、（鉄道やバスなど）公共交通機関はまさに「公共」のものとして、税による支援が手厚くなされているが、日本の場合はそうした公的助成がきわめて薄く、それが現在の日本の多くの地方における公共交通機関の破綻の背景の一つにもなっている（この話題については宇都宮［二〇一五］参照）。

この場合、すでに様々に論じられているように、「公共性」とはイコール「政府」や「国」ではない。個人や企業を含めて様々な主体が、私的な利益だけでなく、社会全体にとって最適な、望ましいあり方が何かを考え行動し構想していくのがここでの「公共性」である。

いずれにしても、「公共性」という観点から日本の医療をめぐる課題を（他の分野との比較も含めて）とらえ返し、今後の方向を考えていくことが重要になっているのではないだろうか。

## 3 医療政策の目的ないしゴールは何か

### †経済成長と健康

本章では初めに「医療費の配分」というテーマを考え、続いて医療システムの国際比較を踏まえながら「医療における公私の役割分担と公共性」という話題を見てきたが、それではそもそも、そうした医療政策の目的あるいはゴール（目標）は一体何だろうか。

このことは自明であるようで、必ずしもそうではない。たとえば、近年の日本での議論の中で、〝医療産業の成長〟とか医療の国際競争力の強化ということが、あたかも医療政策の目的であるかのように論じられることがある。他方、逆に〝医療費の抑制〟が最大の目標であるかのごとく議論されることがあるが、医療費抑制自体が最終的な目的ということでも当然ないだろう。

もちろん、本書の中心テーマとも重なるが、第1章で「持続可能な医療」や「費用対効果の高い医療」ということを基本的な理念として述べたように、それらがある意味で医療政策の目的と言ってもよいのだが、ここで考えてみたいのはさらに根本的なことである。

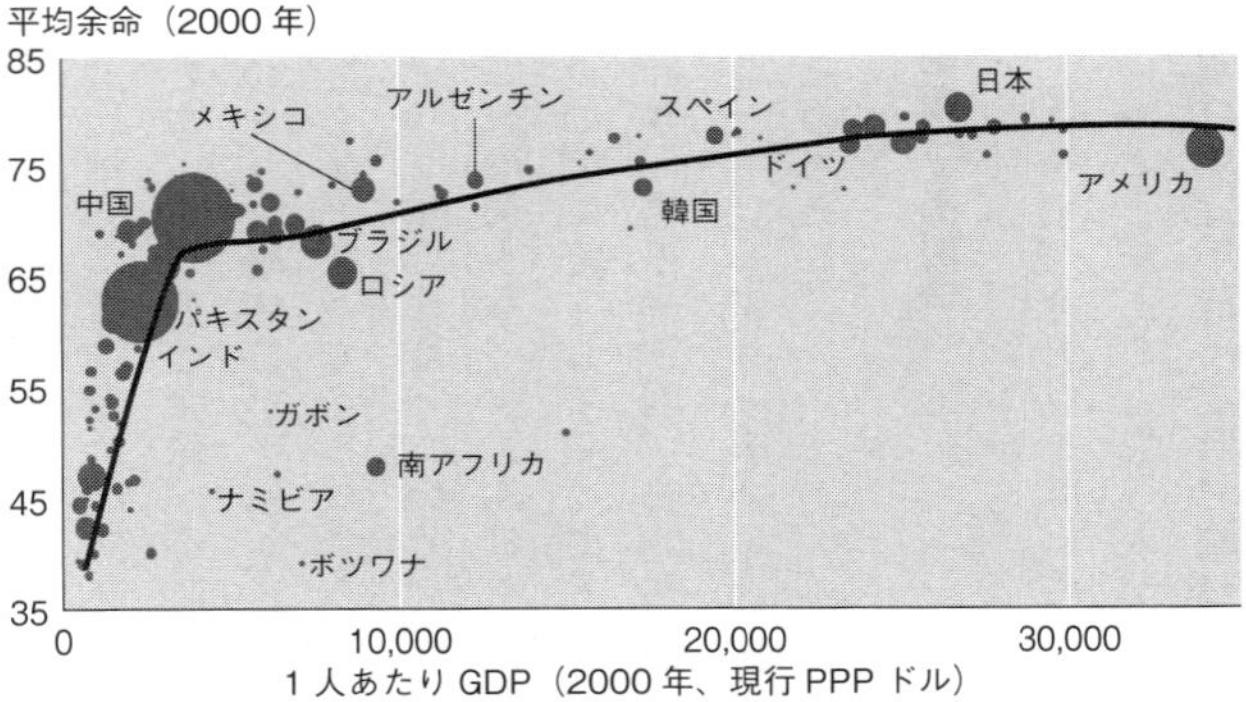


**図2-2　経済発展と平均寿命**

（出所）『世界開発報告2006　経済開発と成長における公平性の役割』一灯舎、2006年

さて、手がかりとして図2-2を見てみよう。このグラフは、横軸に一人あたりGDPをとり、縦軸に平均寿命をとって、両者の相関を見たものである。簡単に言えば、これは「経済成長と平均寿命ないし健康はどのような関係にあるか？」という、ある意味でシンプルかつ基本的な問いに答えを与える手がかりになるグラフと言える（ちなみにこの議論を明確に提起した一人が、二〇一五年にノーベル経済学賞を受賞したイギリス出身の経済学者アンガス・ディートンだった。ディートン［二〇一四］参照）。

先ほどの問いについては、常識的には〝経済成長が進めば進むほどそれに応じて平均寿命が伸びる〟と考えるのが一般的だろう。しかし、実際はそうではないのであって、図

2-2のグラフが示すように、経済発展が初期の段階では、一人あたりGDPの増加に伴って比例的に平均寿命が伸びていくが、一定の段階を超えるとその伸長カーブが鈍化するとともに、両者の関係がかなりランダムになっていくということが見て取れる。

つまり経済的豊かさがある段階を過ぎると、〝経済成長が進めば平均寿命が伸びる〟とは言えなくなってくるのであり、言い換えれば、経済以外の要因が平均寿命あるいは健康にとって重要になっていくのだ。ではそうした要因とは何か。

これは第1章で少しふれた「社会疫学」が扱うテーマとまさに重なる話題であり、アメリカの例にそくしてそこでも述べたように、食生活、ストレスや労働、コミュニティとの関わり、格差や貧困、公的医療保険のシステム等々、様々な社会的要因——社会疫学が言うところの「健康の社会的決定要因（social determinants of health）」——が重要になってくるのである。

## †「幸福」との関係

ところで、今の話を聞いて、もしかしたら読者の中で似たようなパターンの別の話題を聞いたことがあると思う人がいるかもしれない。

実は、近年様々な形で論じられている「幸福」をめぐるテーマが、ある意味で同様のパターンを示しているのである。

基本的な確認を行うと、「幸福」に関しては、GNP(国民総生産)ではその国や社会の本当の豊かさは測れないという問題意識から、アジアの小国ブータンが「GNH(グロス・ナショナル・ハピネス、国民総幸福量)」というコンセプトおよびその測定のための具体的な指標を提唱してきたことがよく知られるようになり、国連などでも取り上げられるに至っている。また、フランスのサルコジ大統領(当時)の委託を受けて、ノーベル経済学賞を受賞したスティグリッツやセンといった著名な経済学者が、二〇一〇年に「GDPに代わる指標」に関する報告書を刊行しているが(Stiglitz 他[2010])、そこでも「生活の質」や「持続可能性」といったコンセプトと並んで「幸福(well-being)」をめぐる話題が実質的に論じられている(一方、第4章で述べるが、東京都荒川区など日本国内の自治体において独自の幸福度指標を策定する動きが活発化している)。

ちなみに、こうした「幸福度」については世界の様々な機関がその国際比較を行っているが、そうしたランキングにおいて、日本は経済的豊かさのわりにずいぶん低い位置にある。たとえばミシガン大学が中心になって行ってきた世界価値観調査では四三位、イギリスのレスター大学の「世界幸福地図(World Map of Happiness)」では九〇位、最近国連が毎年公表するようになった「世界幸福報告(world happiness report)」の二〇一六年版では五三位という具合である。この場合、幸福といった主観的なものの国際比較は概して難しく、また文化差の問題も大きく関わるので以上のような〝日本人の幸福度の低さ〟を単純に額面通りに受け止めるのは妥当ではないだろうが、しかし日本社会が抱える課題を考える一つの重要な契機にはなりうるだろう。

「幸福」をめぐる近年の展開について述べたが、この話題をここで記したのは、先ほど少し示唆したように、実は「経済成長と幸福」の関係についても、「経済成長と健康（平均寿命）」と比較的よく似たパターンが存在するからである。

比較的よく似たパターンとは、〝経済発展が初期の段階では、一人あたりGDPの増加に伴って比例的に幸福度が高まっていくが、一定の段階を超えるとその伸長カーブが鈍化するとともに、両者の関係がかなりランダムになっていく〟というもので、この限りでは先に確認した「経済成長と健康（平均寿命）」の関係によく似ている。

つまり、経済が比較的貧しい段階では、経済成長がストレートに「幸福度」の上昇につながるが、ある段階を過ぎると経済成長が必ずしも幸福度上昇と結びつかなくなり、言い換えれば、経済以外の要因、つまりストレスや労働、コミュニティとの関わり、格差や貧困、精神的なよりどころ等々といった様々な社会的要因が重要になっていくということである。こうした話題を探究する「幸福の（政治）経済学」という研究分野が特に近年活発になっているが（フライ他［二〇〇五］）、こうした構造は平均寿命ないし「健康」の場合とよく似ている。

ただし、構造ないしパターンが似ていると言っても、個別の国について見た場合にまったく両者（健康と幸福）が重なっているわけではない。読者はすでに気づかれたかと思うが、たとえば日本の場合、平均寿命は「はじめに」でも言及したように男女とも世界二位（二〇一六年。一位はともに香港。厚生労働省簡易生命表［二〇一七年七月］）であり、ひとまず高い水準を保っているが、幸福度については先ほど紹介したように概して低い位置にいる。

これはまだあまり掘り下げられていないテーマであり、その解釈として、「端的に、日本人は健康ではあるが幸福ではない」ととらえるのか、「日本人は〝そこそこ〟をよしとする傾向があるため、理想の幸福度としても一〇点満点で七、八点と考え、したがって現状評価の点数も低くなる」といった文化的要因を考えるのか。あるいは「一定の経済発展を遂げた後に重要になってくる（社会的）要因が『健康』と『幸福』では異なっており——たとえば健康については食生活などの要因が大きい——、その違いが日本における両者のズレとなって現れている」といった理解をするのか等々、ある意味で興味深い話題と言えるかもしれない。

## †健康・幸福の意味と医療政策

いま、日本（人）についてはは一定のズレが存在しているという点にも言及しながら、経済発展との関係において、「健康（平均寿命）」と「幸福」がある程度類似したパターンを示すことについて述べた。こうした点から考えてみたいのは、このような視点を、ここで考えている「医療政策の目的とは何か」というテーマへとつなげていくことである。

ポイントは二つあって、第一は、医療政策の目的はあくまで「健康」であって、言い換えれば医療費抑制でも医療産業の量的拡大等でもなく、それは医療そのものについても同様であるという点。

第二に、そこでいう「健康」とは、（"Well-being" という言葉が示すような）心身の全体や精神的充足を含み、「幸福」ともつながるような、より広いコンセプトであるという点である。

そして、このように考えていくと、つまり「健康」を前に置き、かつその「健康」の意味を「幸福」ともつながる広義のものとしてとらえていくと、そうした目的の実現のためのツールあるいは領域は、決して狭い意味での医療システムに限定されるものではなく、きわめて広範な領域――コミュニティ、働き方、格差是正、まちづくり、環境、自然等々を含む――に広がっていくことになる。

同時にこうした考え方は、本書全体のテーマである「持続可能な医療」というコンセプトにつながり、また第1章で述べたように、それは「持続可能な社会」という社会全体のありようと不可分のものであるという認識と呼応することになる。

なお、誤解のないよう記すと、ここで述べている「健康」とは、何か〝完璧な衛生状態〟〝完全無欠なフィジカル・フィットネス（身体的健康）〟といったイメージのものではなく、逆説的に言えば、ある種の「不健康」さも含むような、ひと回り大きな概念であることを確認しておきたい。狭義の「健康」を絶対的な価値のように考えるのは、いわゆる「ヘルシズム（healthism、健康至上主義）」であり、アメリカなどに強固な傾向である（この点も、私はアメリカに滞在する中で痛感した）。

ちなみにアメリカの医療社会学者ポール・スターが労作『アメリカ医療の社会的変容（Social Transformation of American Medicine）』で指摘したのもそうした点であり、彼はそれをアメリカ人の「健康強迫（obsession with health）」と呼んだ（広井［一九九〇］、同［二〇〇四］参照）。逆説的なことであるが、そうしたある種の極端な志向や不寛容さが、逆にアメリカにおいて平均寿命や〝健康状態〟が良好でないことと関係していると言えるかもしれない。

## †ポジティブ心理学とポジティブ・ウェルフェア

以上、「健康」と「幸福」の関係を手がかりとしながら、医療政策の目的ないし目標について議論を展開し、また「持続可能な医療／持続可能な社会」との関わりについて述べたが、こうしたテーマを考えるにあたり、次のような時代認識が重要と私は考えている。それは、「『ポジティブな価値』の発見ないし創造の時代」という把握である。

近年、「ポジティブ」、つまり（マイナスではなく）プラスの価値を積極的に見つけていこうという考え方が様々な分野で浮上しているように思われる。

たとえば心理学の領域では、少し前から「ポジティブ心理学（positive psychology）」と呼ばれる分野が台頭している。これは従来の心理学が、どちらかというと人間のネガティブな面やその治療ということに主たる関心を向けていたのに対し、もっと一人ひとりのもつプラスの側面や可能性に目を向け、それを伸ばしていくことに重点を置こうとする考えである（セリグマン［二〇一四］参照）。

また、ストレスと疾病との関わりあるいは「ストレス対処」というテーマを軸にして、従来の医療が要素還元主義的な「疾病生成論（pathogenesis）」と呼ぶべきパラダイムの中にあったのに対して、個人の人生の物語や全体性、環境への適応にも目を向けつつ、「首尾一貫感覚（sense of coherence）」というコンセプトを中心に「健康生成論（salutogenesis）」という新たな考え方を提起し、多方面に影響を与えてきたアントノフスキーの議論も、そうした方向と呼応している。彼の代表的著作のタイトルである『健康の謎を解く（Unraveling the Mystery of Health）』は、そのような関心をよく表していると言えるだろう（アントノフスキー［二〇〇一］）。

同様に、文脈は異なるが、福祉の分野では「ポジティブ・ウェルフェア」という理念がある。これは一九九〇年代にイギリスの社会学者アンソニー・ギデンスが提起し、九七年に首相となったブレアのいわゆる「第三の道」と呼ばれる福祉国家改革の中心概念の一つとなったものだが、第三の道の評価が賛否に分かれていったため、現在ではあまり論じられなくなっている。しかしこれはわかりやすく言えば、たとえば高齢者ケアの領域などで、〝この高齢者はこれもできない、あれもできない〟という具合にその人のマイナス面のみを「診断」していくような方向ではなく、その人の人生全体にさかのぼりながら、様々な特技や技能、経験など、その人の持っているプラスの面や可能性を発見し〝引き出して〟いこうという考え方であり、現在なお重要な意味をもっていると思う。

そして、さらに議論の領域を広げることになるが、しばらく前から地域再生などの議論や「地元学」と呼ばれる分野で、「〝ないものねだり〟ではなく〝あるものさがし〟が重要」という考え方が言われるようになっている。

これは、自分たちの地域には「あれもない、これもない」というふうにマイナス面ばかりに目を向けたり嘆いたりするのではなく、むしろ「そう言えば自分たちの地域にはこうした資源がある、伝統がある」という具合に、今まであまり注目していなかった地域の社会的資源や長所、価値を発見し、それを大切にし発展させていこうという考えである。

## †「ポジティブな価値」の創造の時代

以上、ポジティブ心理学、健康生成論、ポジティブ・ウェルフェア、「あるものさがし」(地域再生ないし地元学)という四つの異なる領域を確認したが、先にふれた「幸福」をめぐる議論も含め、近年、興味深いことに様々な分野で〝同時多発的〟に、「ポジティブ」あるいは新たなプラスの価値を発見したり作っていこうという動きが活発化しているように思われる。

ではそもそもなぜ今、そのような動きが生じているのだろうか。

それは高度成長期に象徴されるような、経済成長あるいは物質的な富の拡大の時代が次第に過去のものとなり、人口減少ということも含めて、「ポスト成長」の時代に日本や世界が移行しつつあるという時代状況と関係していると思われる。

つまり高度成長期のような時代には、物質的な富やGDP（国内総生産）などの経済指標が急速かつ半ば自動的に増加していくので、とりたてて「ポジティブな価値」といったことを考える必要もない。しかしモノがあふれて人々の物質的な需要も大方飽和し、経済もほとんど成長しないという時代を迎えると、経済や生産の単なる量的「拡大・成長」ではない、新たなプラスの価値を創造していくことが重要になるだろう。

人口減少を含めてポスト成長の時代は、放っておけば世の中は〝マイナスの話題〟であふれがちで、昨今の日本社会はまさにそうなりつつあるとも言える。そのような、非常に困難な時代だからこそ、日常の中の小さな事柄を含めて、ポジティブな価値を創造したり発見したりしていくことが課題になっているのではないか。

いずれにしても、「健康」や「幸福」の意味を含め、医療そして医療政策を従来よりひと回り大きな視野の中でとらえ直していくことが求められている。

第3章
# ケアとしての医療——科学の変容と倫理

第1章での「サイエンスとしての医療」、前章での「政策としての医療」に続き、本章では「ケアとしての医療」というテーマを取り上げる。これまで述べてきたように、医療は「サイエンス」としての側面と、「ケア」としての側面の両方をもつ領域あるいは営みである。そして医療の「ケア」としての側面について考え始めると、本章でも見ていくように、それはコミュニティ、社会、倫理、死生観等々、医療を取り巻く広大な領域に自ずと視野が広がっていくことになる。そうしたケアというテーマについて、介護をめぐる諸課題を含め、多面的な角度から考えていくことにしたい。

## 1 ケアと経済社会

## †ケアのモデル――〝複雑系〟としての病

「はじめに」でも述べたように、医療費全体に占める六五歳以上の高齢者医療費の割合は、二〇一五年度ですでに六割近く（五九・三％）に達しているが、この割合は高齢化のピーク時には医療費全体の七割以上にも及ぶことが予測されている。こうした中で、医療あるいは医学そのもののあり方についても発想の転換が求められている。

科学史的に見ると、そもそも現在の医学は、さかのぼれば一七世紀に西欧で起こった「科学革命」に起源を有するものであり、そのパラダイムの中心にあるのは、一九世紀に成立した「特定病因論」という考え方である。

これは基本的に、「一つの病気には一つの原因物質が対応しており、その原因物質を同定し、それを除去すれば病気は治療される」という病気観で、①基本的に身体内部の物理化学的関係によって病気のメカニズムが説明されると考えること、また、②「原因物質→病気」という比較的単線的な因果関係が想定されていることに特徴がある。こうした特定病因論の考え方が、感染症や外傷等の治療においては絶大ともいえる効果を上げてきたことは確かな事実である。

ところが現在はどうか。「現代の病《やまい》」という表現があるが、先ほど述べた高齢化あるい

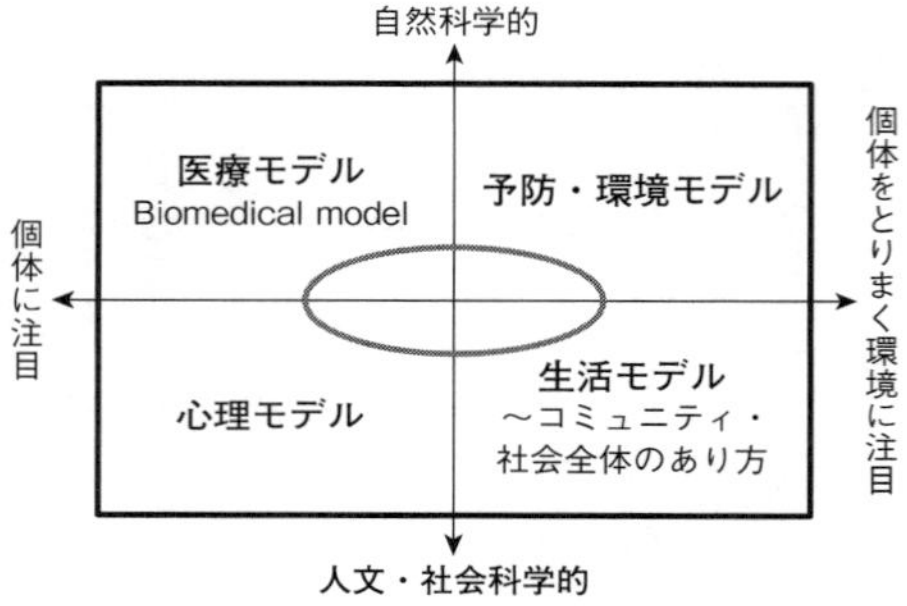


**図3-1 「ケア」に関する様々なモデル**
（出所）広井［1997b］を改変。

は高齢者ケア関連はもちろん、慢性疾患への疾病構造の変化や、精神疾患の比重の高まり等の中で、こうした「特定病因論」のみでは解決が困難な病気がむしろ一般的になっている。

すなわちこうした状況においては、病は身体内部の要因のみならず、ストレスなど心理的要因、労働時間やコミュニティとの関わり、あるいは経済格差や貧困など社会的要因、自然との関わりを含む環境的要因など、無数ともいえる要因が複雑に絡み合った帰結としての心身の状態として生じている、という視点が重要になる。

図3-1はそうした「ケア」のモデルをやや単純化して示したものだが（広井［一九九七b］）、図の左上の「医療モデル（biomedical model)」のみならず、予防・環境モデル、心理モデル、生活モデルといった様々なアプローチを視野に入れた、包括的な対応が求められているのである。

## †心理的サポートをめぐる現状

以上のうちの「心理モデル」に関し、以前私は「患者に対する心理的・社会的サポート」についてのアンケート調査を行ったことがある。

アンケートの対象者は、医療消費者団体「COML（コムル）」の会員の方々で、一四〇〇の調査票配付に対して五一五の回答があり（回収率三六・八％）、回答をいただいた方々の内訳は「患者・一般四一・二％、医療従事者四六・〇％、その他（学者・メディア等）八・三％」という内容だった（調査の詳細については広井［二〇〇三／二〇一五］参照）。

アンケートの集計結果は興味深いものとなった。たとえば、「わが国の病院の現状において、患者に対する心理的・社会的な面でのサポートは十分に行われているとお考えですか」という基本的な質問に対して、「十分に行われている」はゼロ、「まずまず行われている」も一・四％で、「あまり十分に行われていない」が三八・一％、「きわめて不十分である」が五八・三％という予想以上の高率にのぼっていた。

また、「患者に対する心理的・社会的な面でのサポートに関して、わが国の病院において今後特に充実が図られるべきと思われるもの」に関する質問に対しては、「患者の心理的な不安などに関するサポート」（七九・四％）、「医師などへの要望や苦情を間に立って聞いてくれる者の存在」（六三・三％）、「家族に対するサポート」（四七・四％）が上位を占めていた（複数回答可）。

さらに、こうした心理的・社会的サポートの充実のために、医療保険での診療報酬（保険点数）においてこうしたサポートをどのように評価すべきかという点については、約七八％という高い割合の人が「診療報酬上の評価がもっと必要である」と回答した。これは、予想していたよりもかなり高率の結果だった。

そして、以上のような統計的な結果とは別に、現在の日本の医療における患者への心理的・社会的サポートについて自由に意見を書いてもらう設問では、非常に多くの要望や現状への不満が寄せられた。たとえば以下のようなものである。

●診療報酬というと、医者の診療行為に主体がありすぎて、看護、介護、カウンセリングなどの心理的サポートへの報酬対象としての評価が低いと思う。患者への診療をこうしたことも含めた主体としてとらえるべきではないか。（患者・一般）

●……心理的サポートについては、何よりも必要であるにもかかわらず、日本ではほとんど手つかずの状態であるように感じます。報酬や人的問題についても、議論、検討をすすめた上で、インフラ整備の充実を図ることが望まれると思います。（患者・一

般）

・日々病院内で看護を通して患者さんとかかわっているが、病院内の業務におわれているのが現状で、ゆっくり患者さんの声を聞くことがなく、事務的でおわっているように感じております。上記のアンケートでは、充実強化がもとめられるものに関して看護職としていますが、希望であって、現実的にはやはり心理専門職の強化が必要ではないか。（医療者（看護職））

・……二〇年以上大学病院に通院（一〇回以上入院）しているが、どうしてこうも心理的サポートがないのか不思議です。昨年も四カ月入院した際、「カウンセリングを受けたい」と希望しましたが、そういうものはないとのことでした。どんなに元気に見えていても、不安のない患者はいません。その不安がどこから来るのか、説明不足か、情報不足か、病院に対する不満、家族のこと、将来のこと……。病状にも大きく影響すると思うのですが、精神的なことがほとんど無視されているのは残念です。（患者・一般）

アンケート調査全体から明らかになったのは、医療における心理的・社会的サポートに対するニーズが近年の日本で非常に大きくなっているにもかかわらず、それに対する対応が遅れ、ニーズと実際の医療との間のギャップがきわめて大きなものになっているという状況である。

この調査を行ったのは二〇〇〇〜〇一年で、それからかなりの時間が経過しているので、こうした面に関して一定の改善があったことを望みたいが、事態はあまり変わっていない可能性もある。一つのポイントとなるのは、やはり診療報酬上の評価であり、これは第2章で論じた「医療費の配分」や、日本の診療報酬の構造的な問題点と関わってくる。

またこうしたテーマに関しては、二〇一二年に公認心理師法が成立して公認心理師という(医療分野に限らない、分野横断的な心理職に関する)国家資格が生まれ、二〇一八年に第一回の試験が行われることになっているが、このような展開も視野に入れながら心理的ケアの充実を図っていく必要がある。

**＊「自然欠乏障害(nature deficit disorder)」と「自然との関わりを通じたケア」**

「ケア」というテーマとの関連で、「自然欠乏障害」というコンセプトについてふれておきたい。

これは、アメリカの作家リチャード・ルーヴが二〇〇五年に公刊した著書『あなたの子どもには自然が足りない(原題:Last Child in the Woods)』で提起したとらえ方で、その内容は、子どもあるいは広く現代人は自然とのつながりが根本的に不足しており、それが発達の過程にマイナスの影響を及ぼすとともに、大人を含めて様々な現代病の背景にもなっているというものである（ちなみに原題は、自然の中にいる子どもは現代では〝絶滅危惧種〟になっているとの趣旨。Louv［2005］）。

同書はアメリカや多くの国々でベストセラーとなったが、自然とのつながりが心身の健康について重要な意味をもつということは、特に東京などのような大都市圏を中心に、多くの人が実感としても感じることだろう。私自身も、九〇年代の終わりに「自然との関わりを通じたケア」というテーマで研究会を行い、関連の報告書等をまとめたりするとともに（広井［二〇〇〇］、同［二〇〇五］）、個人的なレベルの話となるが、ほぼ同じ頃から月一回くらいのペースで八ヶ岳南麓に出かけるようになり、そこでの自然にふれることで〝精神のバランス〟を保ってきたという面がある。

それは単に物質的な意味での「自然」ということにとどまらず、いわばゆっくりと流れる「自然の時間」やリズムに同調することで、現代人が都市生活の中で失いがちな次元を回復するという意味があると思われる。

さらに一般化して考えると、次のようにも言える。個人（自我）の土台には「コミュニティ」があり、さらにその根底には「自然」が存在している。しかし現代人は、個人のベースにあるコミュニティや、自然とのつながりを概して失いがちで、それは根源にある「生命」とのつながりから離れがちであるということでもある。そして「ケア」という営みのもっとも広い意味は、個人がそうした根底にある次元へと「つながる」ことを支援することと考えられるのである（こうした把握や「自然との関わりを通じたケア」について広井［二〇〇三／二〇一五］、同［二〇〇五］参照）。ちなみに近年関心の高い「マインドフルネス」と深い関わりのある仏教のヴィパッサナー瞑想も、その源流は森の中での瞑想だった。

## †高齢者介護をめぐって

本論に戻ろう。いずれにしても、「ケア」は広範な射程をもっており、分野としては看護、福祉、教育、心理等々、〝対人社会サービス〟とも呼びうる領域を幅広く包含するものであるが、近年において、「ケア」に関して社会的に特に大きな関心の対象となり、議論がなされてきたのはやはり高齢者介護に関する領域だろう。そうした状況を踏まえ、ここではまず介護をめぐる現状と課題について、少し新たな視点からの議論を展開してみたい。

私自身は介護という仕事や領域のもつポジティブな可能性や今後の広がりを考えていきたいと思っているが、クールな視点で現状を見る時、介護についてはその「光と影」、あるいは〝理想と現実〟の間にある種のギャップがあり、あるいはその両者が拮抗していて、今はその分岐点のような時代状況にあるのではないだろうか。

このうち「光」あるいは〝理想〟の側面について見れば、介護という分野は、人の生活の基本部分を支え、サポートするという、社会の中でもっとも根幹をなすような重要な仕事という性格のものである。あるいはそれ以前に、デスクワークで数字の羅列を追ったり、あまり意味があると思えない会議が続いたりするような多くの仕事に比べて、それは単純におもしろく、さらには非常にクリエイティブな要素を含む仕事でもありうるだろう（介護の領域のもつクリエイティブな可能性については、飯田［二〇一四］参照）。

しかし他方で、「影」あるいは〝現実〟の側面を見れば、これまでも多く論じられてきたように、介護という分野は他の領域に比べて離職が多く、離職率は近年低下傾向にはあるものの、全産業分野の平均よりも高くなっている（産業全体の平均一五％に対し介護分野は一六・七％〔二〇一六年度「介護労働実態調査」介護労働安定センター〕）。また勤続年数は全産業平均の一一・九年、サービス業全体の八・八年に対し介護分野は七・一年となっており短い。

こうした傾向の背景としてやはり大きいのが介護分野の給与あるいは賃金の低さであり、全産業平均の三二・四万円、サービス業全体の二七・四万円に対し介護分野は二三・八万円となっている。先ほど言及した介護分野での仕事のやりがいということも合わせると、こうした状況は、一歩間違えれば〝やりがいの搾取〟とも呼ぶべき状況、あるいはある種の「バーンアウト」を生みやすいということも確かな事実であるだろう。実際、離職率の高さがそれを示しているとも言える。

少し視点を変えると、今後の急速な高齢化の中で、首都圏などを中心に介護へのニーズが急激に拡大していくという事実がある。たとえば東京都の六五歳以上の高齢者の数は、二〇一〇年の二六八万人から二〇四〇年には四一二万人と、一四四万人も増加することが推計されている（国立社会保障・人口問題研究所「日本の地域別将来推計人口」〔二〇一三年三月推計〕）。この一四四万人という数字は、たとえば二〇一〇年の滋賀県の人口（一四一万人）や岩手県の人口（一三三万人）を上回るという、〝大変〟な数であり、つまり中規模の県の総人口を超える数の高齢者が今後首都圏の各都県では増えていくことになる（その基本的背景はもちろん、高度成長期に全国から首都圏に集まった団塊世代前後の人々が高齢期を迎えるということである）。

こうした状況もあり、厚生労働省は各都道府県の推計を踏まえて、現在の需給の推移が続けば二〇二五年度には介護職員が三〇万人不足する（介護職員数約二二〇万人に対して必要人数は約二五〇万人）との調査を公表するなどしていた（二〇一五年一月）。またこのような現状を受けて、介護分野では相当な「人手不足」が生じているとされており、介護関連職種の有効求人倍率は三・〇二倍という高い水準になっている（二〇一六年）。

ところでこうした事実、つまり介護をめぐる〝需要と供給〟の動向を踏まえて、「だとすれば介護関連の雇用主あるいは経営サイドは、介護職員を確保すべく賃金を上げるはずであり、そしてやがては需給が均衡するような適正な給与水準に至るのではないか」という見方が当然ありうるだろう。さらには、「介護の分野は介護保険という公的な制度で規制するよりは、むしろ市場経済に委ねた方が、賃金も上昇してうまく機能するはずだ」という主張も成り立ちうる。

私たちは、以上述べてきたような介護をめぐる様々な論点や課題にどう対応したらよいのだろうか。

結論から言うと、私自身の考えおよび提案は次のようなものである。すなわち、介護という領域は市場経済に委ねてしまうと一層低賃金になりがちであり——なぜそうなるかの理由はこの後で説明する——、むしろ（北欧諸国などが典型であるように）公的な財政ないし枠組みの中で運営するのが妥当であり、その中で賃金水準を高めていく必要があると同時に、さらにたとえばドイツの公的「マイスター」制度のように、いわば〝職人的な専門職〟のようなものとして確立し、そうした中で社会的な認知や評価を高めていくことが重要である、というものである。

こうした視点や方向について、以下様々な切り口から考えてみよう。

## †学生の小レポートから

このテーマへの一つの入り口として、今の大学生は介護という仕事あるいは領域をどう見ているのだろうか。「はじめに」でも少しふれたように、私は大学で「社会保障論」という、通年の大教室の講義（受講者は二五〇名程度）を二〇年ほど行ってきたが（一九九六〜二〇一六年）、数回の講義に一度、授業で取り上げた話題に関する小レポートを書かせている。介護に関するテーマを取り上げた際の近年の学生の小レポートには、たとえば次のようなものがあった。

学生A「普段から、ニュースの報道番組や雑誌などで介護労働者の数が不足しているという情報を見てきたが、その原因の一つに毎回低賃金が挙げられている。当然、賃金が低い仕事を選ぶ人間は少ないだろう。そして自分が気になるのは、介護労働は、特に若い世代において、その内容の重大さ、大切さに比べて社会での職に対するイメージ、地位が不当に、著しく低いのではないか、ということだ。大学の学部の知り合いに「社会の役に立ちたい」といった夢、あるいは大学卒業後の進路の方針を持った人間は多くいるが、介護職を目指している、介護サービスに関わりたい、という人間は少ないように感じられる。実際、世間において難関と言われるような大学に通う学生たちの中には、「〇〇大を出て介護職か……」といった意識が少なからずあるのではないだろうか。これでは（少なくとも学力的には）優れた人材が介護業界に供給されないだろう。

ここで介護職を準公務員のような待遇で迎え入れることを提唱する。「行政職」のように「介護福祉」区分を作る（現在既にあるのだろうが、その人員、範囲を拡大する）。こうすれば、一定の賃金、社会的地位の保障（これはひいては介護職の仕事の重大性に対する社会の正当な評価にもつながる）というインセンティブが生じ、学生は介護を選択肢の一つとして選ぶようになるだろう。」

学生Ｂ「私の父方の祖父は、祖母が亡くなった後に認知症になってしまい、はじめは私たち家族と暮らすことになっていたのが、途中から厳しくなってしまい施設を利用していました。その当時、私は高校生だったので何もお金に関して聞いていなかったのですが、後に聞くと、やはりけっこうお金がかかったと聞きました。改めて介護施設の料金の高さを実体験してみて思ったことは、ほとんどの高齢者は、施設に入るだけのお金は持っていないのではないかということです。私の家の場合、長男である私の父が全額負担していました。このように、子どもが支払うパターンが一般的だと思います。今回のように、高齢者はいきなりどんな病気になるか分からないですし、今回のように施設に空きがあるとも限りません。どんどん日本は高齢化が進んでいるため、絶対に避けて通れない問題だと思います。施設の数、そして働く従業員をしっかり確保しなければいけません。しかし現状として、低賃金という問題があります。これは正直な疑問なのですが、どうして介護施設に入るにはお金が高いのに、そこで働く従業員の賃金は安いのでしょうか？」

ある意味で、いかにも学生が考えるような〝甘い〟内容という面もあるが、しかし〝業界内部〟の議論とは異なる、介護をめぐる様々な問題の本質を率直に、鋭く突いた指摘も含まれていると思う。同時に、現在の学生あるいは若い世代が「介護」という仕事をどのように認知しているかの、そのイメージの一端が示されているだろう。

### †ケアと農業と文化

ここで、介護職の賃金という点も含め、そもそも介護という領域をどのようにとらえるかという点に関する私の考えを述べてみたい。

やや唐突に響くかもしれないが、実は「農業」と「介護」（あるいは広く「ケア」）という二つの領域は、意外な共通性をもっている。「ケア」という言葉の語源はラテン語の動詞のコレール（colere）で、その原義は「世話をする」である。「農業」は英語でagricultureであり、これはcultivate（耕す）と関連しているが、この語源もまたコレールに由来している。つまり〝自然の世話をする〟のが農業、〝人の世話をする〟のがケアあるいは介護ということだ。

さらに、もう一つこれらに関連しているのが「文化」である。文化は英語でカルチャーで、これはもちろん農業の「アグリカルチャー」とつながっている。つまりどちらも〝耕す〟あるいは上記の「世話をする」ということと重なっているのであり、このように「農業」「ケア」「文化」はいずれも〝世話をする（コレール）〟という同じ語源に由来している。

以上をまとめると、語呂合わせ的に響くかもしれないが、

- 人の世話をする　→　ケアまたは介護
- 自然の世話をする　→　農業
- 心の世話をする（〝心を耕す〟）　→　文化

ということであり、三者の関連性が浮かび上がってくる。

しかし物事はそう簡単には進まない。いま述べている「ケアと農業と文化」には、実はもう一つの（ある意味でやっかいな）共通点があるのだ。

それは、「市場経済において十分な貨幣的評価を受けにくい」という点である。

ケアも農業も文化も、そうなりがちであることは、あらためて説明するまでもないだろう。農業は、（ケアと同様に）間違いなく人間あるいは社会の根本を支える分野であるにもかかわらず、収益は高いとは言えず――私は父親の実家が農家だったのでこのことは身近な話題でもあった――、介護分野と同様に離職者が多く、農業従事者の大幅な高齢化が進んでいる。文化についても、上記のようにまさに人間にとっての〝心の糧〟でありながら、アーティスト等として生計を立てていくのは現実には様々な困難を伴う。

それは一体なぜだろうか。いささか理念的な議論になってしまうが、それは「時間」ということと関係していると私は考えている。つまり市場経済というものは、何よりスピードが大事で、短い時間の尺度で物事を評価する。ところが、いま述べているケアも農業も文化も、そこでは長い時間にわたる、世代を超えてつながるような、人と人、あるいは人と自然との関わりが重要であり、未来世代やその先まで及ぶような時間の流れを含んでいる。けれども市場経済はそうしたことは視野に入れず、短期的な〝効用〟にもっぱら関心

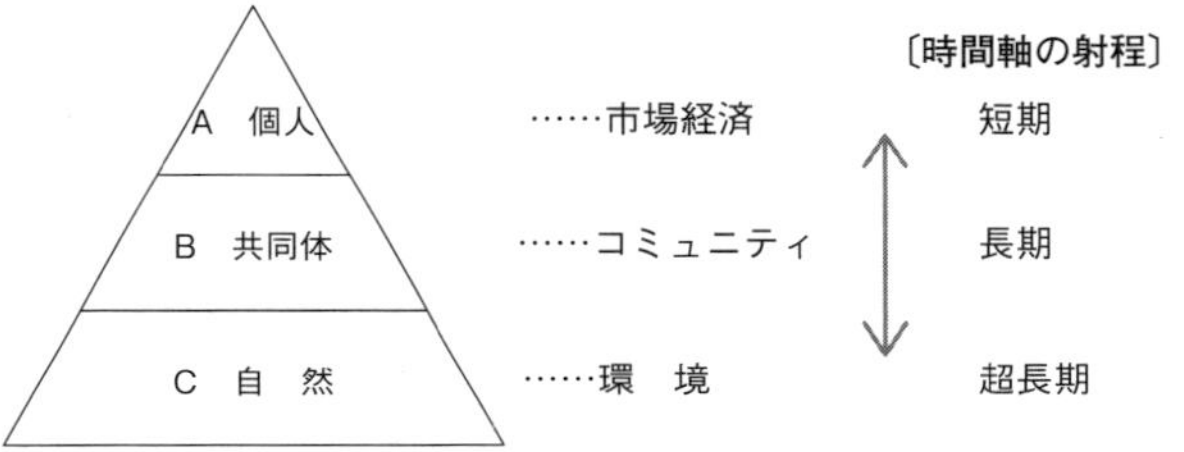


**図3-2 市場経済―コミュニティ―環境（自然）の関係**

を向けるので、ケアや農業や文化といった分野は、その本来の価値に相当するような貨幣的評価を受けにくいのだ（図3-2参照）。

したがって、そうであるがゆえにこれらの領域においては公的な枠組み（介護に関しては公的介護保険等の制度）においてその価格を市場より高めに（本来の価値が評価されるよう）設定し、つまり公的なプライシング（価格づけ）を通じて〝市場での低い評価〟を是正する必要がある。なおここでの〝市場での低い評価〟は、理論的に言えば〝時間をめぐる「市場の失敗」〟と呼びうるものと言えるだろう（広井［二〇一五］）。

介護以外の例では、二〇一二年から自然エネルギーに関する固定価格買取り制度というシステムが（ドイツにならって）日本でも導入されたが、こうした制度は、「自然」に関する価値が低く評価されがちであるのを、公的なプライシングを通じて是正し、それによって自然エネルギーの普及を促す仕組みとして把握することができる。

そして、ヨーロッパにおいて広く農業に関する公的支援策が行われているのも同様の視点で理解することができるし、様々な文化活動の支援のための公共的な「文化政策」が活発に進められていることも同様である。

これは第2章で述べた「公共性」というテーマともつながるが、こうした視点が日本では不足しているのではないか。「ケア（介護）と農業と文化のもつ公共性」という発想が重要であり、そしてその社会的な維持のために、個人の利益を超えた、公共的な支援が必要なのである。

先ほど提案した介護に関する公的な「マイスター」制度の創設も、こうした（長い時間軸の中での）職人的技能としての醸成・育成と社会的評価の確立を公共的に進めていくという趣旨のものだ。

## †「生産性」概念の見直しとケア

以上とも関連するテーマとして、現代社会あるいは経済の成熟化の時代における「ケア」のもつ意味に関して、環境政策などの分野で議論される「労働生産性から環境効率性へのシフト」という話題とケアとの関わりについて述べておきたい。

「労働生産性から環境効率性へのシフト」とは一見わかりにくく聞こえるかもしれないが、

その趣旨はシンプルで次のようなものである。

かつての時代、とりわけ（「三丁目の夕日」のような）高度成長期を中心とする経済の拡大・成長の時代においては何より人手（労働力）が不足し、自然資源は十分にあるという状況だったので、〝できる限り少ない労働力で多くの生産を上げる〟こと、つまり「労働生産性」がもっとも重要とされた。

しかし現在では状況は大きく変わり、日本を含む先進諸国において高い失業率が慢性化しているように、むしろ「労働力が余り、自然資源が足りない」という、従来とは逆の事態となっている。たしかに「人手不足」をめぐる議論も活発だが、それは団塊世代の実質的なリタイアという短期的現象や、ここで論じているように介護その他の領域があまりにも低賃金であるために志望者が少ないといった問題から生じているのであり、中長期的ないし構造的には、〝AIが人間の仕事を奪っていく〟という類の議論にも示されるように、労働生産性が上がれば上がるほど過剰が生じて失業が増えるというのが実際であり、現に先進諸国において生じている事実である。

いずれにしても、このように失業や非正規雇用が慢性化し、しかも自然資源の有限性が顕在化する時代には、むしろ「人」を多く活用し、逆に自然資源を節約することが課題となる。したがって生産性の概念を「労働生産性」から「環境効率性（ないし資源生産性）」

へシフトしていくこと（＝人は積極的に活用しつつ、できる限り少ない自然資源や環境負荷で生産を行うこと）が本質的な重要性をもつことになる。

いわば〝**生産性のモノサシを変える**〟ということであり、そうなると、これまで〝生産性が低い〟ことの典型とされてきた介護や福祉、教育などの分野、つまり「ケア」に関わる分野に全く新しい意義が生まれることになる。

つまり、ケアという「労働集約的な＝人手を多く使う」分野に資源配分をしていくことこそが、（雇用創出ないし失業率改善といった意味で）「経済」にとってもプラスになるという理解である。

思えば、「ケア」分野に積極的な公的支援あるいは資源配分を行っている北欧などの国が、経済においても一定以上の良好なパフォーマンスを示しているのはこうした点とも関連があると思われる。

### †「環境福祉税」の提案――ケア労働の評価と環境保全の相乗効果

いま「労働生産性から環境効率性へ」という方向について指摘したが、しかし放っておくだけではそうした転換はなかなか進まないので、経済的なインセンティブとともにそのような方向に企業の行動を誘導していくことがポイントとなる。そのための政策として、九〇年代頃からヨーロッパにおいて「労働への課税から資源消費・環境負荷への課税へ」という政策が採られるようになった。

この象徴的な例が、ドイツで一九九九年に行われた「エコロジー税制改革」と呼ばれる改革である。

具体的には、環境税を導入するとともにその税収を年金にあて、そのぶん社会保険料を引き下げるという内容の改革である。その根底にある理念は、上記の「労働への課税から資源消費・環境負荷への課税へ」というものであり、それを通じて〝人を積極的に使い、資源消費や環境負荷を抑える〟という方向への企業行動の転換ひいては生産性概念の転換を促進するというのがねらいであった。こうした発想を踏まえて、日本ではあまり知られていないが、環境税を導入しているヨーロッパの国々の多くは、意外にも環境税の税収の相当部分を社会保障に使っているのである（広井［二〇〇一a］）。

先ほどの「ケア労働の経済評価」の話題ともつながるが、こうした発想の延長で、私としては「環境福祉税」とも呼ぶべき政策を提案したい（広井［二〇一一］）。具体的には、環境税（ガソリン税の再編等を含む）を導入するとともにその税収の一部を介護の財源にあて、環境負荷の抑制と介護サービスの充実を統合的に実現するという政策である。

これにより、先ほど議論したように介護（ケア）労働の価値が市場においては十分に評価されにくいのを公的な価格設定で現状より改善し、その適正な評価を図る。同時にそれは、ここで論じている「労働への課税から資源消費・環境負荷への課税へ」のシフトとしての意味をもち、これを通じて「労働生産性から環境効率性へ」という方向を誘導することになる。

上記のドイツのエコロジー税制改革の場合は環境税収を年金に充当しているが、環境税を介護にあてるという例はまだ存在しない。このような政策は、高齢化のフロントランナーでありかつ人口減少社会にもっとも早く移行した日本が、世界に発信しうるような政策展開になりうるのではないだろうか。

### †「ケアの六次産業化」とコミュニティ経済

以上のような議論や考察から浮かび上がってくるのは、先の図3-2の内容とも関連するが、「ケア」という営みを、「ケアする者―ケアされる者」といった一対一の関係性の中に完結させず、あるいは一部の専門職のみが関与する閉じた領域としてとらえず、それをコミュニティや自然との関わりを含めた大きな視座の中でとらえていくという方向である。

こうしたあり方に関連する最近の興味深い事例の一つとして、以前に拙著でも紹介した事例だが、千葉県香取市の「恋する豚研究所」の試みを紹介してみたい。

「恋する豚研究所」とは、養豚場で豚を飼育するとともに、その加工や流通、販売なども一括して行い、かつその加工などの作業を知的障害者が行うという福祉的な機能ももった事業を行っている場所で、〝福祉（ケア）と農業とアート〟を組み合わせた試みと呼べるものである。偶然にもこの三者は、先ほど述べたようにいずれも語源的に「ケア」とつながっている三領域だ。

「アート」という点は、流通や販売にあたってクリエイターの人々が積極的に参加し、デザイン性ないし付加価値の高い商品を心がけていることを指している。一方、「福祉」的な性格をもっていることは商品の流通や販売においては前面に出しておらず、あくまでその質とおいしさで勝負している。

興味深いことに、この事業を中心になって進めている飯田大輔さんは、この事業の全体を「ケアの六次産業化」というコンセプトで把握している。農業の六次産業化ということはよく言われるが、この事業の場合、「ケア」——すでに述べたように介護という意味のみならず広く〝世話をする〟という意味を含む——を軸にして、生産・加工・流通・販売をつなぎ、それを事業化していることになる。しかも養豚のみならず、ハムなどを作る時に使う塩なども地元産にこだわっており（ちなみに千葉県は豚の飼養頭数が全国三位）、「経済の地域内循環」ということを意識した事業にもなっている。

こうした例に示されるように、「ケア」という営みをそれだけで孤立させてとらえるのではなく、それを土台にある「コミュニティ」そして「自然」(ないし環境)にいわば〝埋め込み〟返し、そのことを通じて地域におけるヒト・モノ・カネの経済循環の中に「ケア」を位置づけ、相互の活性化を図っていくという方向が、今後の大きな課題ではないだろうか(こうした「コミュニティ経済」について広井[二〇一五]参照)。

そうした大きな視野の中で「ケア」をとらえていく試みがいま求められていると思われる。

## 2 再生医療と生命倫理・公共哲学

### †再生医療と老化遅延

前節では「ケア」をめぐる話題を経済社会全体との関わりの中で考えたが、医療が「サイエンス」としての側面と「ケア」としての側面の両方をもつ領域とすれば、そうしたサイエンスとケアが触れ合う場所に生じるのが、様々な「倫理」をめぐる課題であるとも言える。

「(生命) 倫理」あるいは医療技術と倫理の関係に関する話題は広範に及び、その全体をここで扱う余裕はもちろんないが、本章での「ケア」をめぐる議論や、本書全体の問題意識に関する限りで、重要と思われるテーマや思考の枠組みについて述べてみたい。

議論の導きの糸として取り上げてみたいのは、近年の医療あるいは生命科学の革新の象徴的ケースとも言える、いわゆるiPS細胞(人工多能性幹細胞)など再生医療と高齢化社会の関わりである。

前提として確認すると、iPS細胞に関する研究や臨床応用においては、何らかの意味で高齢者ないし高齢化に関するものが一定以上の割合を占めている。二〇一四年に理化学研究所などのチームが加齢黄斑変性という、加齢に伴う目の病気をもつ患者にiPS細胞から作成した網膜色素上皮細胞を移植する手術を行ったことは、広くメディアでも取り上げられた。また、アルツハイマー病やパーキンソン病などの神経系疾患、糖尿病、心臓病、腎不全など、高齢者に関わりの深い病気の治療にiPS細胞に関する研究が寄与することへの期待には大きいものがある。ちなみにiPS細胞に関する研究の臨床応用の展望については、二〇一五年に文部科学省がその「ロードマップ」を作成し、疾患領域毎の一定の展望ないし指針を示している(文部科学省「今後の幹細胞・再生医学研究の在り方について」)。

こうした展開の中で、自ずと浮かび上がってくる根本的な議論が、これら再生医療のあり方と、老化防止あるいは究極的には〝不老不死〟との関わりをめぐる話題である。

まず述べておくと、iPS細胞などに関する再生医療はなお多くが研究段階のものであり、これらと不老不死などのテーマとの関わりを論じることは、現時点では半ばSF的な思考実験にとどまるという面がある。

しかし一方で、アメリカのブッシュ政権時代に出された大統領生命倫理評議会(President's Council on Bioethics)報告書『治療を超えて(Beyond Therapy)』(原著二〇〇三年)においては、「不老の身体」あるいは老化遅延(ひいては不死)をめぐるテーマが現代医療との関わりで正面から論じられている。

しかも、現代における生命倫理問題全体の中で、「不老の身体への欲望とバイオテクノロジーによる不老欲望実現の可能性という問題が、当報告書で取り組んでいる様々な主題の中でもっとも根本的な問題であると言ってよいだろう」とまで指摘しているのである(カス[二〇〇五])。

ここで詳述する余裕はないが、特にアメリカの場合、近年日本でもしばしば話題になる未来学者レイ・カーツワイルの技術的特異点(シンギュラリティ)論や〝二〇四五年問題〟論などを含め、技術によって人間の身体を〝改造〟しその機能を増強(エンハンスメント)するといった、「ポスト・ヒューマン」をめぐる議論が活発に論じられているという背景があり（カーツワイル［二〇〇七］等）、この大統領生命倫理評議会報告書はそうした論調の流れも意識してまとめられたものになっている。

駆け足で内容を確認すると、同報告書は、「老化の一般的な過程あるいは諸過程に手をつけることによって、より一般的に老化の結果を和らげあるいは遅らせ、できるならば平均寿命ばかりでなく、最長寿命をも延ばすという方法」のことを「老化遅延」と定義した上で、こうした方向が、「自分の人生にさらに健康な数年が付け加えられるのを望まない者が誰かいるだろうか」という理由から、「歓迎」されるのは自明であることをまず指摘する。

その上で、同報告書が提起するのは、こうした方向への技術開発が無際限に進んでいくことへの基本的な疑問であり、それが報告書の議論の基調となっている。すなわち同報告書は、人間の「ライフサイクル」はその全体が一つのまとまりをもつものでその一部だけを伸長するという発想は妥当ではなく、また人間にとっては「世代交代」ということが本質的な意味を持ち、その価値を認識する必要がある等の理由から、「老化遅延」ひいてはその延長に不可避的に浮上する「不死への願望」に対して根本的な疑問を表明する。「果てしなく長寿と不老の身体を追い求めたとしても、よくなるのは部分的で刹那的なものばかりで、秩序と統一を持った全体の調和は失われてしまうのではないだろうか」、「老化は病気なのか、老化は治療され、処置を受けるべき状態なのか」といった記述は、同報告書の基本的な関心をよく示していると言えるだろう。

そして同報告書は「弱さと有限性を持つ我われの自然な命」という基本認識を示すとともに、老化と死をめぐるテーマを扱う章の最後の部分で、「原理的に見て、医学やバイオテクノロジーの目的は、我われを完全な至福の中で痛みもなく永遠に生き続けさせることなのだろうか。それとも、それらの目的はむしろ、人間が把握でき、力が発揮できるような範囲という限界と束縛の内側にある人間の全期間を、人間らしく十全に生きぬくようにすることなのだろうか」という根源的な問いを投げかけている。

これは本章で述べている「サイエンス」と「ケア」というテーマと深く関わっているだろう。同時にまた、このように、「老い」というものを〝成熟〟といった価値とともにプラスのものとしてとらえる視点、また（無限に伸びる直線のような人生観ではなく、円環的とも言えるイメージに親和的な）「ライフサイクル」の全体性ひいては「自然な死の受容」といった見方は、日本あるいは東洋的な伝統において広く見られてきたもので（たとえば河合［一九八九］）、したがってアメリカでの上記報告書がそうした発想に近い議論を展開していることを、逆に新鮮に感じる面もあるかもしれない。

実はこうした点は、再生医療や老化遅延などのテーマを含め、そもそも生命倫理をめぐる様々な話題に対してどのような判断を行うかの根底にある、基本的な政治哲学ないし公共哲学に関わってくる。さらに言えば、重要なのは生命倫理に関する個別の問題についてどのような「答え」を出すかということ自体よりも、そうした判断をする際の土台あるいは準拠枠となっている考え方の枠組みを一歩メタレベルから認識することではないか。そうしたテーマをさらに考えてみたい。

## †生命倫理と政治哲学ないし公共哲学

いま指摘したように、生命倫理に関する個々の話題にどのような賛否や評価を行うかは、その人がもっている基本的な人間観や自然観、社会観等に深く根ざすものである。そうした点をできる限り包括的に自覚することが重要であり、それらのうちいずれを選び取るかは、最終的には価値の「選択」の問題であって、いずれが絶対的に「正しい」というものではないだろう。

そうした点を踏まえた上で、生命倫理に関する価値判断において土台となる立場を政治哲学ないし公共哲学にそくして整理すれば、それは大きく次の三つの考え方に分岐するものと考えられる（広井［二〇〇三／二〇一五］参照）。

(a) 保守主義(conservatism)……「伝統的な家族観や自然観」に基本的な価値を置く。
(b) 自由主義(liberalism)……「個人の自由(含自己決定)」に基本的な価値を置く。
(c) 社会民主主義(social democracy)……「社会的公正や平等」に価値を置く。

それぞれの考え方は必ずしも難しいものではない。研究開発や科学技術との関係で言えば、(a)の保守主義は上記のように伝統的な家族や共同体、あるいは人間と自然との関係に価値を置くので、科学や技術が進展することでそうした「伝統的な価値」が脅かされることに対して慎重ないし反対の立場をとる。逆に(b)の自由主義は、「個人の自由」ということに大きな価値を置くので、「自由な」科学研究や技術の発展に対して基本的に肯定的なスタンスをとる。

他方、(c)の社会民主主義は、個人の自由には一定の価値を認めつつ、その結果として(たとえば「自由な経済活動」の帰結として)格差などが広がったり環境破壊が行われたりすることは公正等の観点から望ましくないと考え、(政府等が)所得再分配や規制を行うべきものと考えるのである。

先ほど述べたように、これらは異なる価値観に基づく考え方の体系であり、いずれかが絶対的に「正しい」というものではなく、それぞれの立場が尊重されるべきものである。

一方、この点が重要な論点の一つだが、以上のうちどの立場が優勢であるかは、国や社会あるいは時代によって異なり、また同じ国や社会の中でも異なる立場が存在し、たとえば政権が替わることでそれが変化することがある。

たとえば、アメリカは(a)の保守主義や(b)の自由主義が強い国だが、ブッシュ政権（二〇〇一年〜二〇〇八年）は保守主義的な考えを比較的強く持っていた。そうであるがゆえに、人間の胚を使ったES細胞（胚性幹細胞）の研究に対しては（キリスト教に由来する伝統的な生命観に反するものとして）批判的であり、二〇〇一年には公的研究費による新たなヒトES細胞の樹立を禁止したのである（この結果として、民間の寄付や研究助成によるES細胞研究が展開することになった）。また、いみじくもこの点つまりES細胞研究の困難さが、他でもなくiPS細胞研究が展開していく背景の一つとなったのである。さらに先述の大統領生命倫理評議会報告書も、先ほどの内容にも示唆されるように、基本的に保守主義あるいはコミュニタリアニズム的な考え方が基調にあると言えるだろう（コミュニタリアニズムについては後ほど言及する）。

一方、たとえばイギリスの場合は基本的に(b)の自由主義が概して強く、したがってブッシュ政権などに比べてES細胞に関する研究への規制も弱かった。このことが、イギリスにおいてなお幹細胞研究はES細胞が中心で、日本のようにiPS細胞研究が圧倒的な中心となっていない背景となっている（京都大学iPS細胞研究所［二〇一六］第3章のイギリスに関する記述や国際比較を参照）。

他方で、ドイツやフランスなど大陸ヨーロッパ諸国においては(a)の保守主義や(c)の社会民主主義が比較的根強いので、イギリスなどに比べれば科学技術による伝統的な自然観や環境の改変に対して慎重である（それはこれらの国々の環境政策等にも示されている）。さらに北欧の場合は、(c)の社会民主主義（いわゆる福祉国家ともつながる理念）が広く浸透しているので、研究開発の一定の自由は認めつつ、それが社会的公正を損なわない限りで認められるという考え方が基本をなしている（こうした生命倫理と背景にある政治哲学との関係および国際比較については、福祉国家やエコロジーとの関連を含め広井［二〇〇三／二〇一五］参照）。

**＊生命倫理・医療システムと公共哲学との関係について**

先ほど「コミュニタリアニズム」に言及したが、先述の「保守主義―自由主義―社会民主主義」という分類は、主としてヨーロッパにおける用語法であり、アメリカにおける政治哲学ないし公共哲学では、むしろ「コミュニタリアニズム―リバタリアニズム―リベラリズム」という用語法や議論が一般的である。大きく言えば、このうちの後の二者（リバタリアニズムとリベラリズム）が「個人の自由」を出発点に置く（その上でリバタリアニズムはそれにほぼ絶対的な優先性を与えるがリベラリズムは公正等の観点からの制約を認める）のに対し、コミュニタリアニズムは共同体的な相互扶助や伝統、そこで形成される個人の内面的な徳といったものに価値を見出す。したがって、あえてラフな対比を行えば、「保守主義↓コミュニタリアニズム、自由主義↓リバタリアニズム、社会民主主義↓リベラリズム」という大まかな対応関係が存在することになる（こうした点に関しては広井前掲書とともに、コミュニタリアニズムとの関連における「エンハンスメント（増強）」や幹細胞研究をめぐる議論について小林［二〇一〇］を参照されたい）。

またこのような理念の相違は、生命倫理にとどまらず、どのような医療システムを望ましいと考えるかというテーマとも連動している。第2章の表2-2で医療システムの国際比較を示したが、そこでのNHSモデル、社会保険モデル、市場型モデルはそれぞれリベラリズム（公正を重視）、コミュニタリアニズム（相互扶助を重視）、リバタリアニズム（市場経済的な自由を重視）と概ね呼応している。日本においても、医療システムのあり方を個別の論点ごとにバラバラに論じるだけでなく、どのような基本的な理念に基づいて制度をつくるのかという、公共哲学的な議論が必要だろう（そうでないがゆえに、制度の運営に必要な税などの負担を忌避し、将来世代へのツケ回しがされる結果となっている）。

このように、iPS細胞研究などの再生医療や、より広く様々な科学技術と生命倫理をめぐる諸課題についていかなる評価や判断を行うかは、どのような政治哲学ないし公共哲学を基本にもつかで大きく異なってくるのであり、しかもそれは単なる理念のレベルにとどまらず、以上概観したように各国の政策展開やその相違に具体的に反映されているのである。

ひるがえって日本はどうか。私が見るところ、日本における生命倫理をめぐる議論や政策展開は、基本となる価値理念あるいは政治哲学・公共哲学を意識しないまま、無自覚な形で行われることが多いのではないか。

言い換えれば、原理・原則や基本理念に関する議論や洞察がないまま、個別の現象や課題への対応がなし崩し的に（あるいは特定の国の対応を直輸入するような形で）行われる傾向が強いのではないか。またそのために、（異なる立場や考え方がそれぞれ一定の妥当性をもつということが十分自覚されないまま）かえって感情的な対立となったり、合意形成ができず問題が先送りされたりすることが多いと思われる。

したがって日本において特に重要なことは、以上述べてきたような生命倫理をめぐる個別の課題の根底にある異なる価値理念ないし政治哲学・公共哲学に意識を向け、そうした基本理念（の多様性）と一体になった形で生命倫理や研究規制に関する公共的な議論を進めていくことだろう。

第2章でも医療における「公共性」というテーマについて（土地問題や他の政策領域との関連も含め）論じたが、いま指摘したような公共哲学の重要性は、医療においても特に重要になっていると思えるのである。

## 3　ケアとしての科学

### †科学の変容とケア

本章では1において「ケア」をめぐるテーマを経済社会との関連を含めて取り上げ、前節では「サイエンスとケア」がクロスする領域としての医療において生じる（生命）倫理的な課題を公共哲学との関連を含めて論じた。本章の最後に、そうしたサイエンス（科学）とケアの関係自体が今後どのように展開していくかというテーマについて吟味してみたい。

ケアというテーマは、これまでの科学のあり方そのものを問いなおし、新たな科学のあり方を導くような本質的な意味をもっているのではないかと私は考えている。それは次のような文脈においてである。

まず大きく科学の歩みを振り返ると、第1章や本章の初めでも関連する議論を行ったが、一七世紀のいわゆる「科学革命」を契機に発展した近代科学（ないし西欧近代科学）の基本的な枠組みでは、人間の「個体」あるいは「個人」は、それぞれが自己完結的に存在するような独立したものと了解された。

ところが近年に至り、そうした「個体／個人」中心の近代科学的なパラダイムに根本的な疑義を投げかける議論が様々な学問分野において〝同時多発的〟に生じている。

たとえば脳科学の分野においては、他者との相互作用や社会的な関係性こそが人間の脳の形成や機能にとって本質的な意味をもつとする、「ソーシャル・ブレイン」と呼ばれる把握が台頭している（藤井［二〇〇九］）。

また、人間の健康や病気というものを基本的に「個体」に完結したものとみなし、身体内部の物理化学的因果関係によって病気のメカニズムが説明されると考えるのが近代科学ないし近代医学の枠組みだったが、これに対し、既に何度か言及してきたように、「健康の社会的決定要因」に注目し、他者との関わりやコミュニティとのつながり、格差といった（個体を超えた）要因が、人間の健康あるいは様々な病気の生成において決定的な影響を与えていることを実証的に明らかにする「社会疫学」と呼ばれる分野が大きく発展している（ウィルキンソン［二〇〇九］等）。

これらの他にも、

(a) 人と人との「信頼」やコミュニティないし関係の質に焦点をあてる「ソーシャル・キャピタル(社会関係資本)」研究
(b) 人間の利他的行動や協調行動等に注目する進化生物学的研究
(c) 経済学と心理学ないし脳研究が結びついた行動経済学ないし神経経済学の展開
(d) 他者とのつながりを含む、人間の幸福感やその規定要因に関する「幸福」研究

等々、「個体を超えたモデル」や人間の関係性・利他性・協調行動等への注目や分析という方向が、科学の各領域において文・理を問わず〝百花繚乱〟のように展開しつつある(こうした展開が生じる背景について広井[二〇一五]参照)。

そして、「ケア」という言葉ないしコンセプトの意味を、個体と個体、あるいは人間と自然その他の間の「関係性」を広く指すものとしてとらえるとすれば、以上のような近年の科学の新たな展開は、「ケア」というテーマが文・理を横断して諸科学の中心的な概念の一つとして浮上しており、その学際的な探究が求められると同時に、これからの時代の新たな科学の方向を示唆しているととらえることができるだろう。

## †「サイエンス」と「ケア」の分裂と融合

ところで、看護や福祉、教育、心理などの分野を含め、「ケア」に深く関わる領域は、これまでしばしば「科学」的な厳密性や理論的裏付けに乏しいと考えられ、したがって「ケア」をいかに「科学」に近づけるかということが中心的な課題の一つだった。言い換えれば「科学としてのケア」の確立という方向である。

そうした方向はもちろんこれからも重要だが、しかし以上述べたような近年の科学の展開あるいは近代科学の歴史的文脈を踏まえると、今後はむしろ「**ケアとしての科学**」、つまり科学の側に「ケア」的な視点や自然観・人間観ないし方法論を取り入れ、いわば科学をより人間に寄り添った方向に発展させ、そのことを通じて科学そしてケアの新たな方向を拓いていくという発想が重要になってくるのではないか。

このことを「サイエンス（科学）とケアの分裂と融合」という視点で簡潔に整理すると、それは表3-1のようになる。

**表3-1　近代科学における「サイエンス」と「ケア」の分裂**

| 科学（サイエンス） | ケア |
| --- | --- |
| 対象との切断や自然支配・制御 | 対象との共感・相互作用 |
| 帰納的・経験的な合理性～要素還元主義 | 対象・出来事の個別性・一回性<br>関係性・全体性への視点 |

ポイントは大きく二つあり、第一に、近代科学においては「対象との切断や自然支配・制御」という方向が基調をなし、この背景には「人間と自然の切断ないし自然支配」という人間—自然の関係に関わる理解が存在してきたが、これに対してケアにおいては「対象との共感・相互作用」が本質的な意味をもつ。

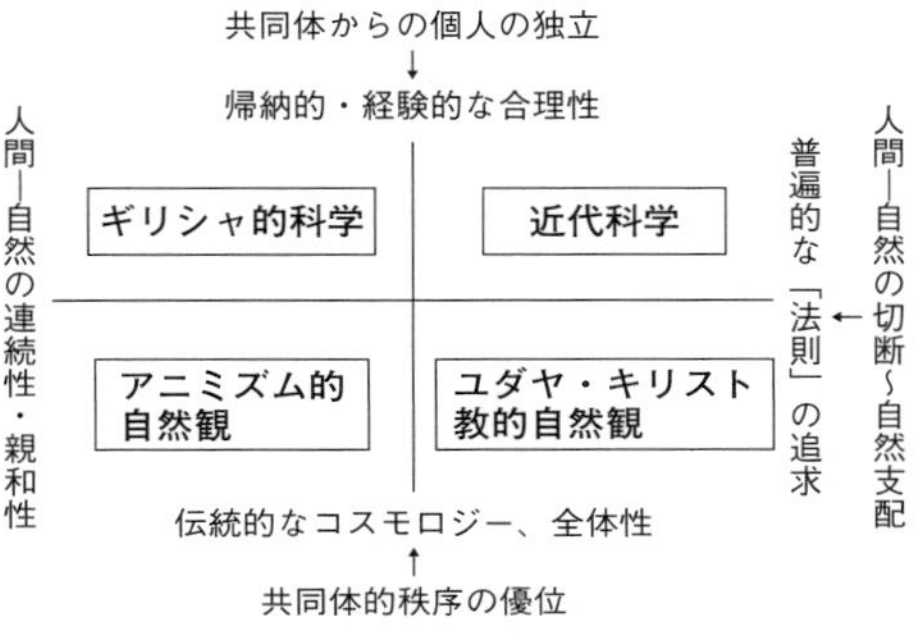


図 3-3　歴史の中の近代科学：2 つの座標軸

第二に、近代科学においては「帰納的・経験的な合理性」ないし「要素還元主義」という方向が基調をなし、この背景には「独立した（要素的）個人」という個人—社会（ないし要素—全体）に関わる理解が存在してきたが、これに対してケアにおいては「対象・出来事の個別性・一回性」そして「関係性・全体性への視点」という発想が本質的な意味をもつ。

ここで、いま論じている近代科学の世界観に関わる以上の二つの軸およびその歴史的・社会的な背景をまとめたのが図3-3である。一七世紀の科学革命以降、こうした枠組みにおいて以上のように「サイエンス」と「ケア」はいったん互いに分岐し疎遠になっていったわけだが、前述のような近年の科学の新たな展開の中で、両者は再び融合し総合化する兆しを見せ始めているように見える。

## †「ケアとしての科学」

こうした視座を踏まえた上で、先ほど指摘した「ケアとしての科学」のあり方を要約的に示すとすれば、その方向は以下のような論点に整理されるだろう。

第一にそれは「**関係性の科学**」と呼ぶべき科学の可能性である。その中には個体ないし個人間の社会的関係性やコミュニティはもちろん、人間・自然の相互作用や世代間の継承性といった話題が含まれる。

ちなみに、一九世紀に「エコロジー」という言葉を作ったドイツの生物学者エルンスト・ヘッケルは、その定義を「有機体とその環境の間の**諸関係の科学**」とした（『一般形態学』［一八六六年］。なおヘッケルに関しては佐藤［二〇一五］参照）。「関係」に注目する科学という発想は、要素や実体に着目する近代科学の中では特異というべきものだったが、先ほどふれた脳研究におけるソーシャル・ブレインにしても、社会疫学、ソーシャル・キャピタル論、進化生物学等々にしても、まさに「関係」が主題となっているのである。

第二は「**個別性・多様性の科学**」という方向である。それは全ての事象を単純に普遍的法則に還元してしまうのではなく、ケアの営みがそうであるように、人間一人ひとりあるいは様々な事象や事物の個別性・一回性に注目するとともに、そうした個別性や多様性がなぜ生じるかという、その構造の全体を俯瞰的に把握するような科学のあり方と言える。

ここで出てくる難問が、いわゆる「**再現性**（reproducibility）」をめぐる問題である。再現性とは、文字通り科学論文で示された実験結果などが、同じ方法や手順を踏めば「再現」されることをいい、ある意味で近代科学の根幹をなす考え方とも言える。なぜなら、近代科学は、先に述べたように、時空を超えて成立するような「普遍的な法則」を明らかにするものと考えられているからだ。

しかし、特に生命科学などの分野を中心に、近年そうした「再現性」が〝危機〟に瀕していると多くの研究者が感じているという調査結果が科学雑誌『ネイチャー』に掲載され、話題を集めた。研究者一五七六人からの回答で、五二％が（再現性が）「大いに危機的」、三八％が「やや危機的」と答えたという内容である（同誌二〇一六年五月二六日号）。いわゆるSTAP細胞問題での苦い経験もあり、国内でも、たとえば日本医学会連合が再現性をめぐる問題への提言をまとめるに至っている（日本経済新聞二〇一七年七月三一日）。

## †「再現性」をめぐる課題——科学の普遍性と個別性

このテーマはそもそも「(近代)科学」とは何かという根本に関わるような話題だが、重要と思われる点を以下簡潔に記しておきたい。一七世紀の科学革命以降、科学の前線は物理的現象から生命現象、そして人間へと、より複雑で、しかも「個別性」を多分にもった現象へと歩みを進めてきた。言い換えれば近代科学は、一つの数式に還元できるような、普遍性そして再現性がより高い(ある意味でシンプルな)領域から順次取り上げていき、次第に探究の対象を広げてきたのである。

そうした過程で、つまり「科学」の探究が生命現象や人間など、複雑かつ個別性の高い領域に及べば及ぶほど、「再現性」の問題が一筋縄ではいかなくなるのは、ある意味で当然のことである。トートロジー的に言えば、〝再現性が困難な現象ないし領域が科学的探究の対象になってきているから、再現性が困難になる〟ということになる。

例を考えてみよう。臨床心理学などの領域に関連するが、たとえば不登校だった小学生のある男の子が、周りの人々の様々な関与や、偶然を含む出来事の展開の中で、一年の時間が経過するうちに次第に学校に通えるようになったというケースについて、その変化の過程において「何が重要な要因だったか」を探るのは「科学的探究」そのものだが、こうした事例が「再現可能」かというと、それは否だろう。その男の子が置かれた状況ないし条件を百パーセント再現することは不可能だからである。

以上は「人間」に関する例だが、たとえば地震予知などがいまだに精度の高いものになっていないのも、地震の発生という現象に（ある場所の様々な「個別的」特性を含めて）無数とも呼べる要因が関与しているからであり、「再現性」は困難に直面する。

こうした状況において、一方で事象の「個別性」や「多様性」に十分な関心を払いつつ、他方で「再現性」あるいはそこで働いている普遍的な原理の追求を単純に放棄してしまうのではなく、その両者を深い次元で総合するのが、ここで述べている〝個別性・多様性の科学〟としての「ケアの科学」〟の趣旨である。それは先ほど記したように、「人間一人ひとりあるいは様々な事象や事物の個別性・一回性に注目するとともに、そうした個別性や多様性がなぜ生じるかという、その構造の全体を俯瞰的に把握するような科学のあり方」ということだが、それを具体的に展開していくのがこれからの課題と言える。

医療の領域では、かなり以前から（各個人のゲノムの構造などに応じた治療を行う）「テイラーメイド医療」等といったことが言われてきた。また第1章でふれたがんの免疫療法薬「オプジーボ」についても、実際に効果があるかどうかは患者によって大きく異なり、そのこと自体まだ未解明であり医師も処方にあたって手探りで進めている状況にあるが（信濃毎日新聞二〇一七年三月三一日)、これらもここで論じている「個別性・多様性の科学」に関連する例と言えるだろう。現代医療はこの「個別性・多様性の科学」というテーマがもっとも鋭く問われている分野であるとも言えるのだ。

「ケアの科学」の特質として、第一に「関係性の科学」、第二に「個別性・多様性の科学」という点を挙げてきたが、最後に第三は「**内発性の科学**」ともいうべき方向であり、対象や自然を単なる受動的な存在として、機械論的に把握するのではなく、それらがもつ内発的な力を積極的に位置づけていくような科学のありようである。

以上のような「ケアとしての科学」の姿は、全体としてとらえると、いわば「内発性をもった自然・生命・人間が、多様な環境と相互作用しながら生成・発展していく」という自然像や生命観と重なるだろう。これらは、たとえば近年の生命科学におけるエピジェネティクス(=DNAがすべてを決定しているのではなく、環境との相互作用を通じて様々な〔個別的な〕形質が発現していくととらえる生命理解や分析)、物理学における近年の宇宙論の展開、人類学における環境と文化の多様性をめぐる把握など、様々な科学の領域において近年生成している自然像とも通底すると考えられよう(こうした話題について広井[二〇一五]参照)。

医療がその有力な一領域であるが、かりに「ケアの科学」というものがあるとすれば、単に「ケアに関する科学」という狭い意味にとどまるのではなく、本章で「ケアとしての科学」という視点にそくして述べてきたように、それはむしろ今後の科学の新たなあり方やそこでの自然観・人間観の刷新に関わる方向のものであるだろう。同時にまた、本章の前半でケアに関する社会的な側面との関連でも述べたように、そうした発展を支援するような公共政策の展開が求められている。

第4章 コミュニティとしての医療——高齢化・人口減少と地域・まちづくり

前章では「ケアとしての医療」を主題化したが、「ケア」という視点で考えるとき、それはどうしても「ケアする者‐ケアされる者（ないしケアを受ける者）」という、いわば〝一対一モデル〟で物事をとらえがちになる。ケアという営みにおいて、そうした一対一の関係性がある意味でその原型にあることは確かであるが、しかしケアにおいて最終的に重要なことは、その人が様々な人と関わりをもち、社会的な関係性の中で生活を送れるようになることであり、個別のケア関係の中に依存することではない。ここで自ずと浮上してくるのが「コミュニティ」というテーマであり、私自身の関心も、ケアというテーマの探求が進化していく中でコミュニティ（さらには自然を含む環境全体）に広がっていったという経緯がある（広井［二〇〇〇］、同［二〇〇九b］参照）。

ここでは以上のような関心も踏まえて「コミュニティとしての医療」について幅広い角

度から考えてみよう。

## 1　コミュニティへの視点

### †長野モデルをめぐって

コミュニティというテーマを考えるにあたって手がかりとなるケースとして、「長野モデル」と呼ばれるものがある。

すなわち、長野県は二〇一〇年において男女ともに平均寿命が全国一位であった（男性は五回連続、女性は沖縄県を抜いて初の一位。ただし二〇一五年調査では男性は滋賀県に抜かれて二位になっている（厚生労働省「都道府県別生命表」））。日本の中でこうしたポジションにあるということは、大きくは世界でもっとも長寿の地域の一つと言っても過言ではないだろう。他方、長野県の場合、県民一人当たり後期高齢者医療費は全国で低いほうから四番目であり、つまり相対的に低い医療費で長寿を実現しているのだから、高齢化時代における「持続可能な医療」のあり方のモデルケースとも言える。しかも人口当たり病床数などはむしろ少ない部類に属している。

ではそうした長寿を実現している要因は何かという点について、長野県による分析において挙げられているのは、①農業などを含め高齢者の就業率が高く（全国一位）、生きがいを持って生活している、②野菜摂取量が多い（全国一位）、③健康ボランティアによる健康づくりの取り組みや、保健師など専門職による保健予防活動といった要因である（長野県庁「長野県の健康長寿について」）。

つまり、必ずしも〝先端的なハイテク医療が集積している〟といったことではなく、ある意味で非常に素朴な、人とのつながりや社会への関わり、そこでの誇りや生きがいといった要因が、長寿ないし健康にとって大きな意味を持つのであり、こうした点は、第1章でも論じたような、研究開発や医療技術の最終的な目的ないしゴールは何かという基本論を考えるにあたっても、銘記されるべき点と考えられる。

ちなみに東京都の平均寿命は男性一一位、女性一五位であり（二〇一五年）、特に良好というわけではない。このことは、一人当たり都道府県民所得という点では東京が群を抜いて一位であることも考慮すれば、ある種のパラドックスを含んでいるとも言えるだろう（長野県の県民所得は三〇位である）。

そして、こうしたテーマに関しては、本書の中でこれまで何度か言及してきた「健康の社会的決定要因（social determinants of health）」を探究する「社会疫学」と呼ばれる分野の近年の展開のほか、人と人とのつながりや関係性の質に関わる「ソーシャル・キャピタル（社会関係資本）」と健康との関わり等について、多くの研究がなされている（パットナム［二〇〇六］、Kawachi et al［2008］）。

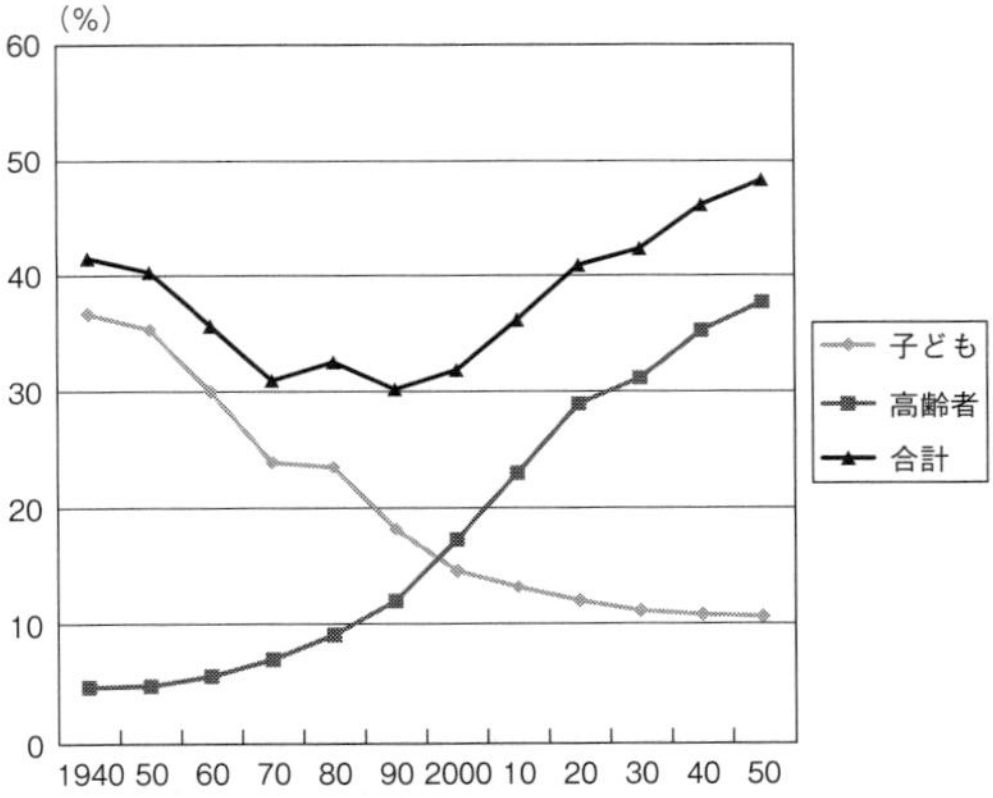

**図 4-1　「地域密着人口」の増加（人口全体に占める「子ども・高齢者」の割合の推移〔1940-2050 年〕）**
（注）子どもは 15 歳未満、高齢者は 65 歳以上。
（出所）2010 年までは国勢調査。2020 年以降は「日本の将来推計人口」（平成 29 年推計）。

## †「地域密着人口」の増加

以上のような点を踏まえてコミュニティという話題について見ていきたいのだが、これからの日本におけるコミュニティ――ここではまず地域コミュニティ――を考えるにあたり、別の著書でも論じてきた点であるが、私は次に述べるような〝「地域密着人口」の増加〟という視点が重要と考えている。

図4-1をご覧いただきたい。これは人口全体に占める「子どもと高齢者」の割合の変化を示したものだが、

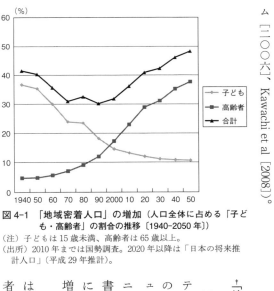

一九四〇年から二〇五〇年という一〇〇年強の長期トレンドで見た場合、それが比較的きれいな「U字カーブ」を描いていることがよくわかる。すなわち、人口全体に占める「子どもプラス高齢者」の割合は、戦後の高度成長期を中心に一貫して低下を続け、それが世紀の変わり目である二〇〇〇年前後に「谷」を迎えるとともに増加に転じ、今後二〇五〇年に向けて今度は一貫して上昇を続ける、という大きなパターンが見て取れる。

なぜここで「子どもと高齢者」の合計に注目するのか。それは、人間のライフサイクルということを考えた場合、子どもの時期と高齢の時期は、いずれも〝土着性〟ないし地域との関わりが強いという点が特徴的だからである。いわば子どもと高齢者は「地域密着人口」と呼べる存在である。これに対して現役世代は「カイシャ」つまり職場との関わりが圧倒的に強く、地域との関わりは薄くなりがちだ。

以上の点を併せて考えると、戦後から高度成長期をへて最近までの時代とは、〝「地域」との関わりが強い人々（地域密着人口）〟が減り続けた時代であった。しかし今後は逆に、そうした人々が一貫して増加する時代になっていく。

こうした「地域密着人口の増加」という事実に注目すれば、現役世代に比べて圧倒的に〝地域で過ごす時間〟が多く、自ずと地域の様々なことに関心が向く人々の群が着実かつ急速に増えていくのがこれからの時代である。同時に、ここでは詳述しないが、近年では若い世代においても〝ローカル志向〟が強まり、また〝職住近接〟への希望も高まっており、これは学生などを見ていても感じることである（広井［二〇一三］等）。

いずれにしても、「ローカルな地域コミュニティ」というものが今後大きく存在感を増していくのは、人口構造の面からも半ば必然的な変化であると言えるだろう。

## †「コミュニティの中心」としての医療・福祉施設

ではそうした変化の中で、病院など医療・福祉施設はどのような意味をもつことになるのだろうか。

ここで「コミュニティの中心」という視点が浮かび上がってくる。「コミュニティの中心」とは、大きくは「地域における拠点的な機能をもち、人々が気軽に集まりそこで様々なコミュニケーションや交流が生まれるような場所」といった意味だが、こうした点に関し、私は二〇〇七年に全国の自治体を対象に「地域コミュニティ政策に関するアンケート調査」という調査を行った（全国市町村一八三四のうち無作為抽出九一七および政令市等で計一一一〇団体に送付し返信数六〇三（回収率五四・三％）。詳細は広井［二〇〇九b］参照）。

このアンケート調査の中で、今後「コミュニティの中心」として特に重要な場所は何かという質問項目については、図4-2のような結果が示された。

順位としてみると、一位＝学校、二位＝福祉・医療関連施設、三位＝自然関係、四位＝商店街、五位＝神社・お寺、等となっている。このうち「学校」が一位となったのは、特に明治以降「学校」および「学区」というものが地域コミュニティの中心かつ主要単位であったことを考えればある意味で予想の範囲内でもあるが、一方、コミュニティの中心として重要な場所の二位に「福祉・医療関連施設」が来たのは予想よりも上位で、これはやはり「高齢化」をめぐる構造変化と深く関連しているだろう。

つまり、高度成長期に地域コミュニティの核をなしていた「子ども」に対応するのが「学校」とすれば、今後急激に増えていく「高齢者」に対応するのが「福祉・医療関連施設」ともいえ、したがって〝かつて地域において学校が果たしていたような役割を今後は

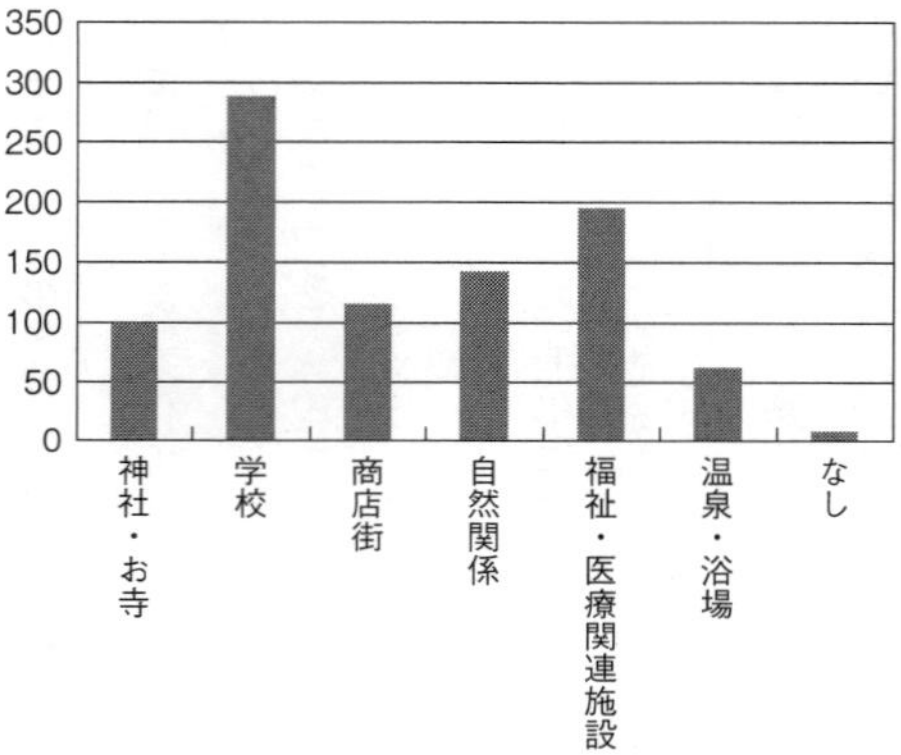


**図4-2 「コミュニティの中心」として特に重要な場所（3つまで複数回答可）**

（注）以上のほか、「その他」と回答した数が351あり（内訳は、公民館174、自治会館77、地区センター等68、コミュニティセンター等49など〔重複回答あり〕）。

医療・福祉関連施設が担う〟という点が指摘できるのである。

あるいは、これまではある意味で〝子ども仕様〟に設計されていた街や都市を、これからの時代は〝高齢者仕様〟に再編していく必要があるとも言える。それは先ほどの「地域密着人口」の中身が、子ども中心から高齢者中心へと入れ替わっていくことからも確かである。

思えば、都市計画における古典的な議論として、ペリーの近隣住区論（neighborhood unit）というのがあり、それは小学校などを中心にすえて周囲に住宅や公園、道路等を配置するという内容のものだが、高齢化時代においては、こうした発想そのものをかなり根本から考え直していく必要があるのである。

医療施設や福祉施設にそくして言えば、今後それらは「閉じた空間」ではなく、より積極的に地域に開かれた、コミュニティの拠点的な機能が求められていることになる。

## †ひとり暮らし高齢者の増加とコミュニティ

ところで、高齢化と一体になった人口減少社会とは、「ひとり暮らし」世帯が大幅に増える時代でもある。最近の国勢調査を見ると六五歳以上のひとり暮らし男性は四六万人（一九九五年）から一八〇万人（二〇一五年）に、女性では同時期に一七四万人から三八三万人に急増しており（それぞれ三・九倍、二・二倍の増加）、今後増加はさらに顕著になっていくのである。

ここで、少し大きな視野で「孤独」や「孤立」をめぐる話題について考えてみよう。

高齢者とは文脈が異なる面があるが、少し前に大学のゼミで卒論の構想発表を行った際、ある女子の学生が「孤独を問いなおす」ということを卒論のテーマにしていた。通常は、「孤独」という言葉は概してネガティブな意味合いで使われることが多いが、孤独には必ずしもそうした否定的な側面ばかりでなく、もっとポジティブな面が含まれているのではないか、というのがその基本的な趣旨だった。

それに対して、別の学生から「〝孤独〟と〝孤立〟は違うもので、（やや単純化して言えば）〝孤立〟は回避すべきだが〝孤独〟はそうではない」といった意見が出され、さらにそれについて学生の間からいろいろな発言があり議論がひとしきり盛り上がった。

このように、孤独、孤立等をめぐる話題は、ある意味で当然のことながら、誰にとっても一定以上の関心事であり、〝古くて新しい〟テーマとも言えるだろう。

この話題に関する一つの手がかりとして、次のような興味深い資料がある。私がよく引用するものだが、それはミシガン大学等を中心に行われている「世界価値観調査（World Values Survey）」という比較的よく知られた国際比較調査のうちの、「社会的孤立度」の国

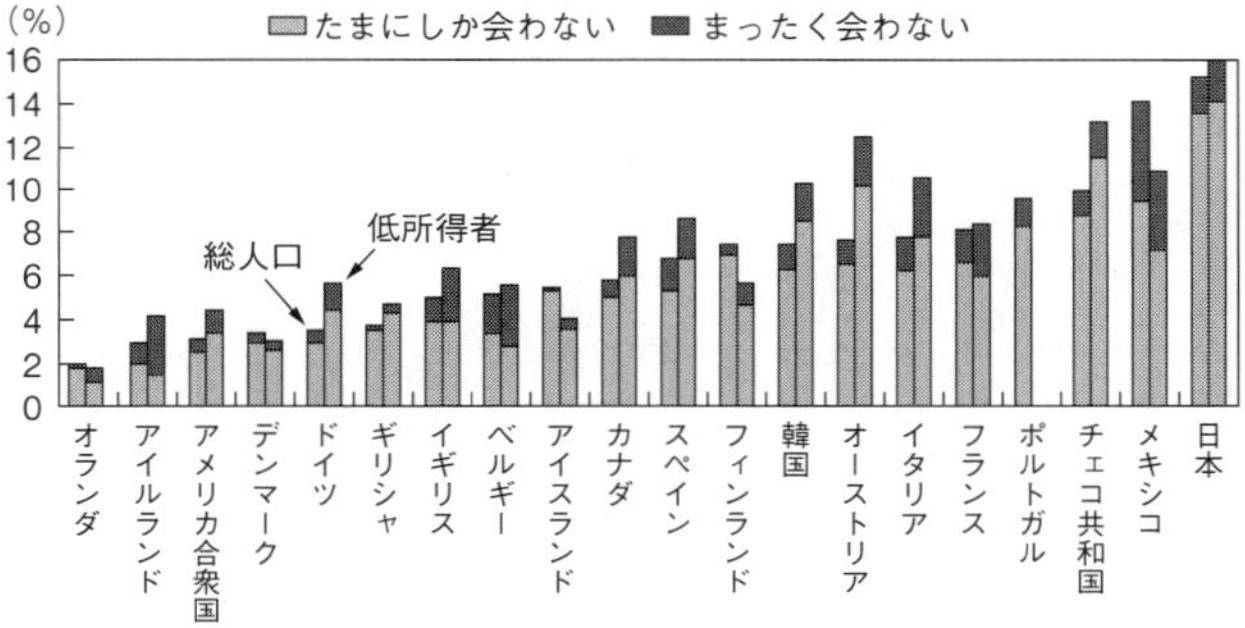


**図4-3　先進諸国における社会的孤立の状況**

（注）この主観的な孤立の測定は、社交のために友人、同僚または家族以外の者と、まったくあるいはごくたまにしか会わないと示した回答者の割合をいう。図における国の並びは社会的孤立の割合の昇順である。低所得者とは、回答者により報告された、所得分布下位3番目に位置するものである。

（出典）World Values Survey, 2001.

際比較である（図4-3）。ここでいう「社会的孤立」とは、〝家族以外〟の他者とどれくらい交流や付き合いがあるかに関するもので、結果を見ると、残念ながら先進諸国の中で日本がもっとも「社会的孤立度」が高い国になっている。

この点に関し注目してみたいのは、調査結果での〝国の並び〟である。つまり、ここで挙げられている国々を大まかに眺めると、いわゆる個人主義的と呼ばれる傾向の強い国のほうが、概して社会的孤立度が低く、逆に家族主義的な傾向の強い国のほうが、概して社会的孤立度が高いという傾向が示されている（前者の例としてオランダ、アメリカ、デンマーク等、後者の例としてメキシコ、ポルトガル、イタリア等）。

これは一見逆説的な現象のようにも見えるが、考えてみれば当然とも言える結果であり、「家族主義的」な傾向の強い国ないし社会――日本はその典型だろう――においては、まさにそうであるがゆえに、家族あるいは集団の「ウチとソト」の境界が強くなり、したがって〝家族や集団を越えたつながり〟が希薄になりがちなわけである。逆に「個人主義的」な傾向の強い国ないし社会のほうが、むしろ〝独立〟した個人と個人が集団を越えて（ゆるく）つながることが自然になされ、それが社会的孤立度の低さという結果として現れることになる。

この種の話題はいわゆる「日本人論」としても古くから論じられてきたテーマであり、たとえば文化人類学者の中根千枝が、ベストセラーとなった著書『タテ社会の人間関係』の中で、日本社会の特徴を「集団の孤立性」という点に集約させた議論が思い出される（中根［一九六七］）。

私自身は、これを「農村型コミュニティ」と「都市型コミュニティ」という視点で論じてきた（広井［二〇〇九b］）。前者はいわば〝集団の中に個人が埋没しがちな関係性〟であり、後者は〝独立した個人がゆるくつながるような関係性〟と呼べるものだ。この場合、日本社会は概して前者に傾きがちであり、戦後の日本社会は農村から都市への人口大移動の中で、都市の中に「カイシャ」と「核家族」という一種の農村型コミュニティを作り、ある時期まではそれが高い経済成長とも一体となって一定の好循環を生んできた。しかし近年ではそれが経済の成熟化の中で機能不全に陥っており、そのことが先ほどの国際的に見た「社会的孤立」度の高さとなって表れているのである。したがって、個人と個人がゆるくつながるような「都市型コミュニティ」の確立が日本社会にとっての大きな課題となってくる。

### †「居場所」とまちづくり

そして、こうした問題意識を踏まえた上で、高齢者ケアやコミュニティの視点をまちづくりや都市・地域政策と結びつけていくことが今後は非常に重要となる。

こうした話題に関し、二〇一四年一〇月、「高齢化に対応した都市」のあり方をテーマにしたOECD（経済開発協力機構）主催の国際会議（Resilient Cities in Ageing Societies）が富山市で開かれ、パネリストの一人として参加する機会があった。富山市は次世代型路面電車（LRT）を先駆的に導入し、いわゆるコンパクトシティ（集約型のまちづくり）を目指した政策でもよく知られている。会議では高齢社会や高齢者ケアと今後の都市・地域のあり方について幅広い議論が行われたが、そこで特に注目を集めたのは、フィンランドからの参加者が指摘した、高齢化時代の都市づくりにおいては高齢者などの「孤独」や

「孤立」といった主観的側面を重視した対応が重要になるという問題提起だった。

日本でのひとり暮らし高齢者の急速な増加については先ほど言及したが、このようなテーマを考えるにあたり、一つのポイントになるのは「居場所」という視点ではないかと思われる。ここで「居場所」とは、単なる空間的な意味のみならず、〝そこで安心できる場所、自分の存在が確認できる場所〟といった精神的な面を含んでいる。

こうした「居場所」という話題に関し、数年前に日本経済新聞社の産業地域研究所が行った調査結果は興味深いものだった。首都圏に住む六〇〜七四歳の男女一二三六人へのアンケート調査だが、「あなたは自宅以外で定期的に行く居場所がありますか」という質問への回答として、一位は男女ともに「図書館」となっており、これはやや意外に思える面と、なるほどという面の両方があるかもしれない。そして、そのあとの順位は男女でかなり異なっており、女性の場合は「スポーツクラブ」「親戚の家」「友人の家」と続くが、男性の場合に二位なのは「見つからない／特にない」という回答で、続く三位は「公園」となっていたのである（日本経済新聞社・産業地域研究所［二〇一四］）。公園で一人ポツンとたたずんでいる男性の姿が思い浮かんでくるような調査結果である。

〝団塊世代（の男性）の地域デビュー（の難しさ）〟といったことはかなり以前からも言われているわけだが、いずれにしても、特に男性を中心に、しかし女性も含めて、全体として現在の日本の都市や地域においては安心できる「居場所」が概して少ないという傾向が示されていたのである。

私は講義などで多少冗談めかして言うことがあるが、〝病院の待合室が高齢者で混み合うのは、現在の日本の都市では、それ以外に行く場所がないからだ〟というのは、ある意味で真実だろう。それは次節で述べるようにまちづくり、あるいは都市の空間構造の問題が大きく、日本の都市や地域が「コミュニティ空間」としての性格を十分に持っていないことが背景にある要因なのである。なお、「現在の」日本の都市という風に限定つきで記したのは、以前の日本の街のほうが、路地や商店街の脇で将棋でもさす場所とか、銭湯のような場所など、地域の人がちょっとくつろぐ場所が多少なりともあったと思えるからである。

先ほど戦後の日本社会において、農村から都市に移ってきた人々は「カイシャ」と「核家族」というコミュニティを作ったという点を指摘したが、思えば高度成長期以降の日本では、特に男性にとっての最大の居場所は他でもなく「カイシャ」であった。しかし現在では、退職高齢者が増加する中で「居場所」づくりということが日本社会全体の課題となっている。

実は子どもの居場所、若者の居場所等々もそれぞれ同様に課題となっており、いわば社会全体として新たな「居場所」を模索しているのが現在の日本と言えるのであり、「居場所」という視点を意識したまちづくりや都市・地域政策が重要になっている。

ここまでややネガティブな面を中心に述べたが、他方、希望をこめて記せば、次のように考えればそれは一概に〝恐れる〟べき事態ばかりではないとも私は思っている。というのも、〝黒船ショック〟以前の人口の「定常期」である江戸時代などにおいては、人々は男女も現役世代も隠居世代も皆、地域の中で暮らしていたからである。彼らは住んでいる場所からはるか遠くの勤め先に通勤するということもなく、地域において生活を営んでいた。それは「生産のコミュニティ」と「生活のコミュニティ」が融合した場所でもあった。

このように考えれば、現在始まろうとしている事態、先の議論との関連で言えば「地域密着人口」の再びの増加という構造変化は、未知なる新事態への突入というよりは、むしろ〝なつかしい未来〟への移行と言えるだろう。それは高度成長期に代表される「カイシャ人間」中心の時代から、「地域人間」中心の時代への移行でもある。そこで問われているのは、「カイシャと家族」の二つにすべて収斂してしまった高度成長期の日本社会のありようからの、コミュニティの形あるいは人と人との関係性のゆるやかな転換である。

## 2 コミュニティとまちづくり・地域再生

### †「コミュニティ感覚」と空間構造——ヨーロッパの事例から

高齢者ケアとまちづくりや都市・地域政策の連携というテーマにふれたが、こうした話題について具体的なイメージを持つために、ヨーロッパに関する事例をいくつか紹介してみたい。

ヨーロッパの都市においては一九八〇年代前後から、都市の中心部において大胆に自動車交通を抑制し、歩行者が〝歩いて楽しめる〟空間をつくっていくという方向が顕著になり、現在では広く浸透している。私はほぼ毎年ドイツを中心にヨーロッパの都市や農村を訪れているが、私が見る限りそうした姿がもっとも顕著なのはドイツの都市であり、加えてデンマークなど北欧、オランダ、フランスなど、概してドイツ以北のヨーロッパにおいて明瞭で、意識的な政策が進められている帰結と考えられる。写真①（ミュンヘン）、写真②（ザールブリュッケン）はそうした例である。②のザールブリュッケンは人口一八万人ほどの地方都市だが、駅前から中心市街地への道路が、写真に見られるように完全に歩行

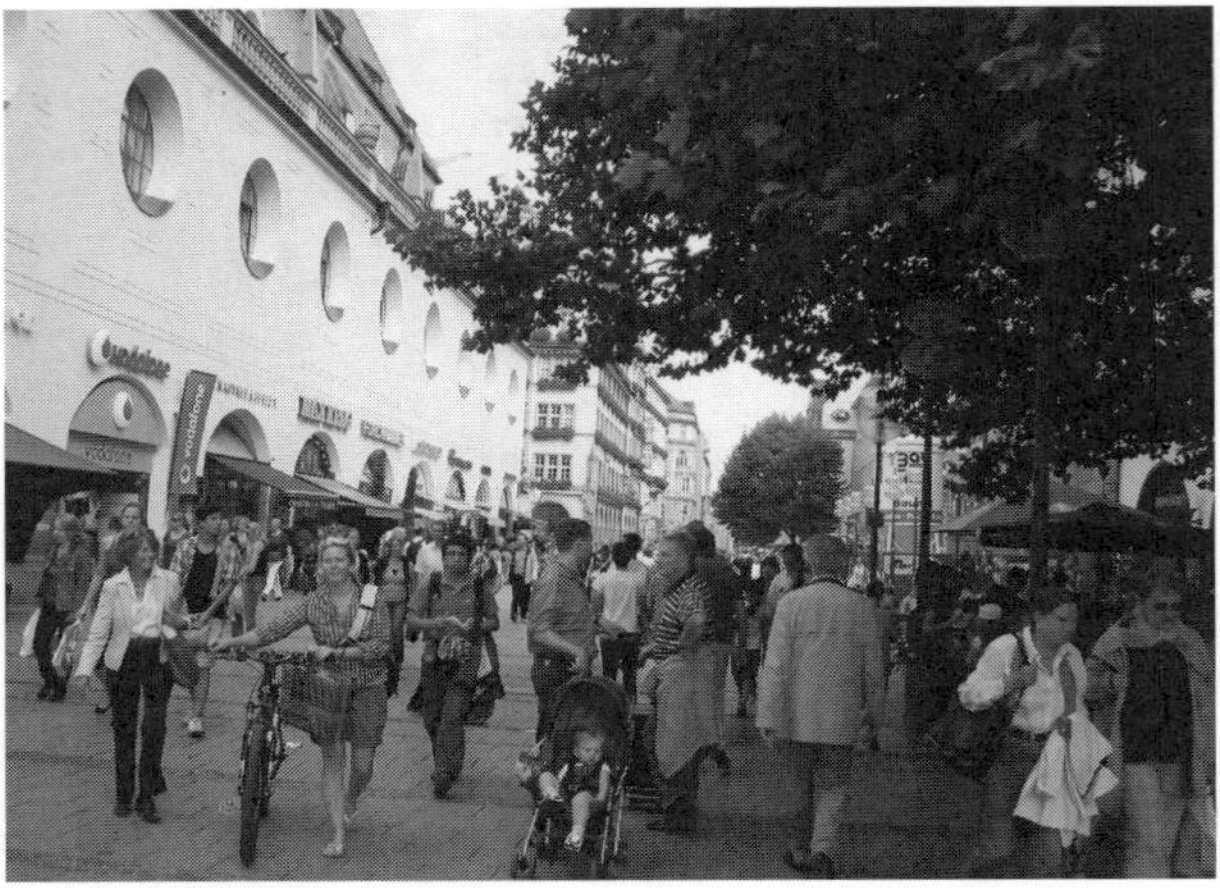

写真①　中心部からの自動車排除と「歩いて楽しめる街」（ミュンヘン）

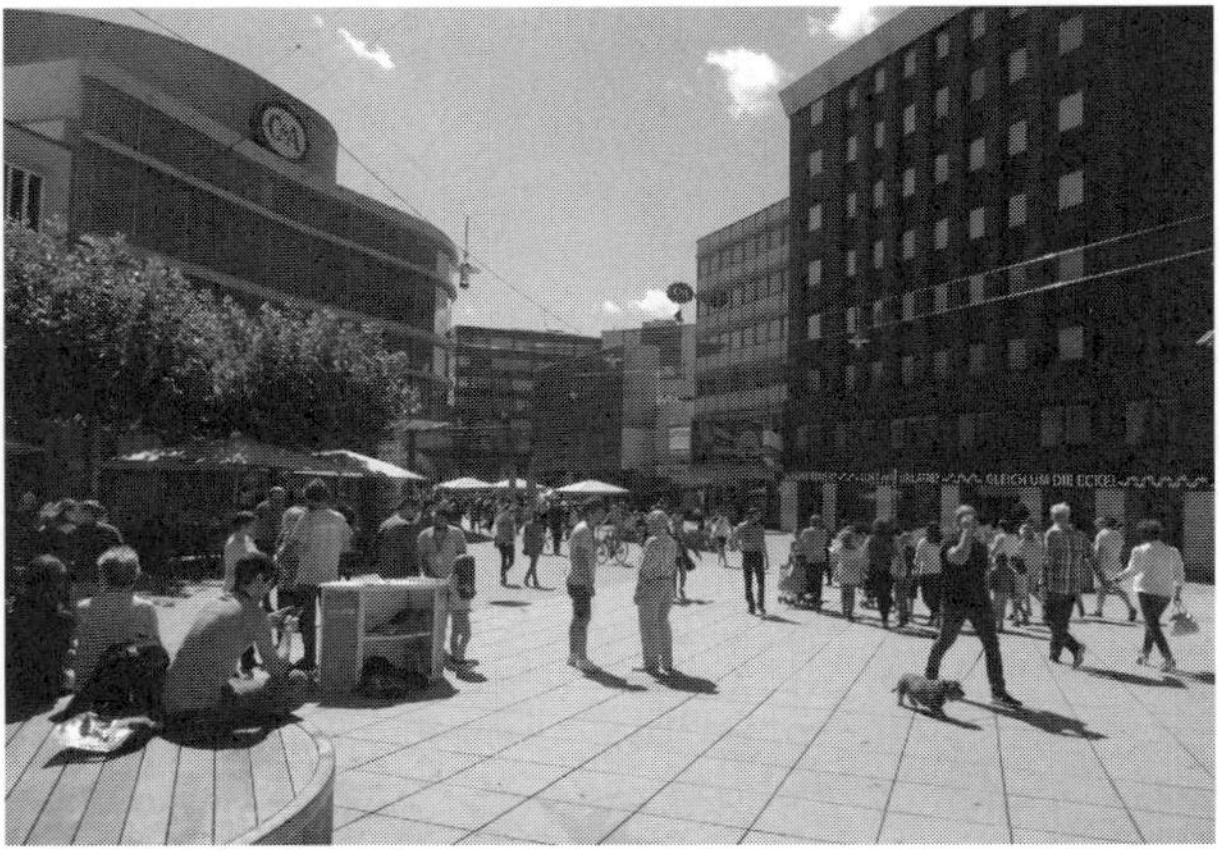


写真②　中心部からの自動車排除と「歩いて楽しめる街」（ザールブリュッケン）

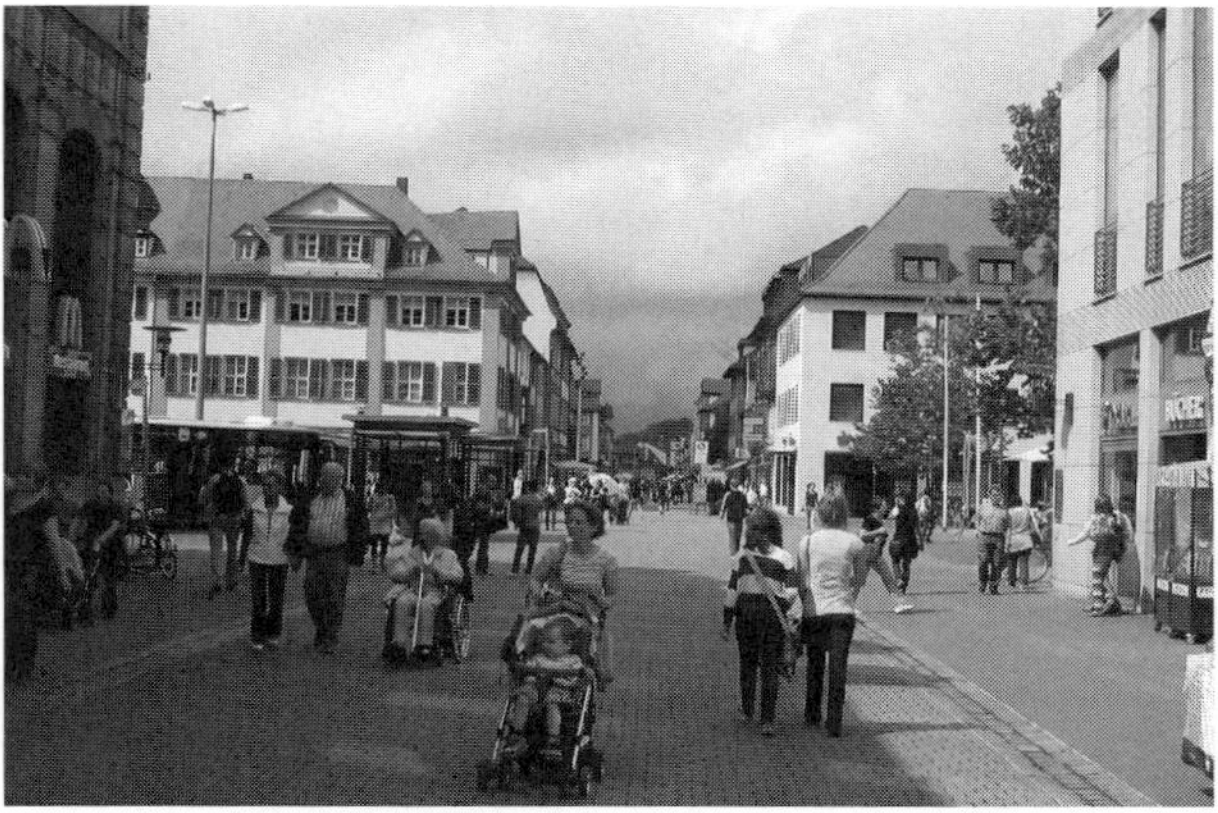

**写真③　中心部からの自動車排除と「歩いて楽しめる街」**（エアランゲン〔人口約10万人〕）

者だけの空間となっている。

写真③はドイツのニュルンベルク郊外にあるエアランゲンという地方都市の中心部の様子である。印象的なこととして、ドイツのほとんどの都市がそうであるように、中心部から自動車を完全に排除して歩行者だけの空間にし、上記のように人々が「歩いて楽しめ」、しかもゆるやかなコミュニティ的つながりが感じられるような街になっている。

加えて、人口一〇万人という中規模の都市でありながら、中心部が活気あるにぎわいを見せているというのが印象深い。これはここエアランゲンに限らずドイツの都市に一般的に言えることで、残念ながら日本の同様の規模の地方都市が、いわゆるシャッター通りを含めて閑散とし空洞化しているのとは大きく異なっている。

同時に、そこは高齢者などもゆっくり過ごせる空間で、市場やカフェで高齢者なども自然にくつろいで過ごしている姿が印象的である（写真④。シュトゥットガルト）。重要な点だが、街がそうした空間であることは、先ほど述べたように高齢者の主な行き場所が病院の待合室となりがちな日本に比べ、それ自体が「福祉的」であり、福祉・医療施設を作るよりも場合によっては重要な意味があるように思えてくる。

写真⑤はデンマークのロスキレという都市（人口約五万人）で、やはり歩行者専用空間が広がり、賑わいとともにゆったりとしたコミュニティ的つながりが感じられる街となっている。

ちなみに、こうした点は概してアメリカの都市とヨーロッパの都市で大きく異なっている。私は先述のようにアメリカに八〇年代の終わり二年間と二〇〇一年の計三年ほど暮らしたが（主に東海岸のボストン）、アメリカの都市の場合、街が完全に自動車中心にできており、歩いて楽しめる空間や商店街的なものが非常に少ない。しかも貧富の差の大きさを背景に治安が悪いこともあって、中心部には窓ガラスが割れたまま放置されているなど荒廃したエリアやごみが散乱しているようなエリアが多く見られ、またヨーロッパに比べてカフェ的空間などのいわゆる「サード・プレイス（職場と自宅以外の居場所）」も少なく、

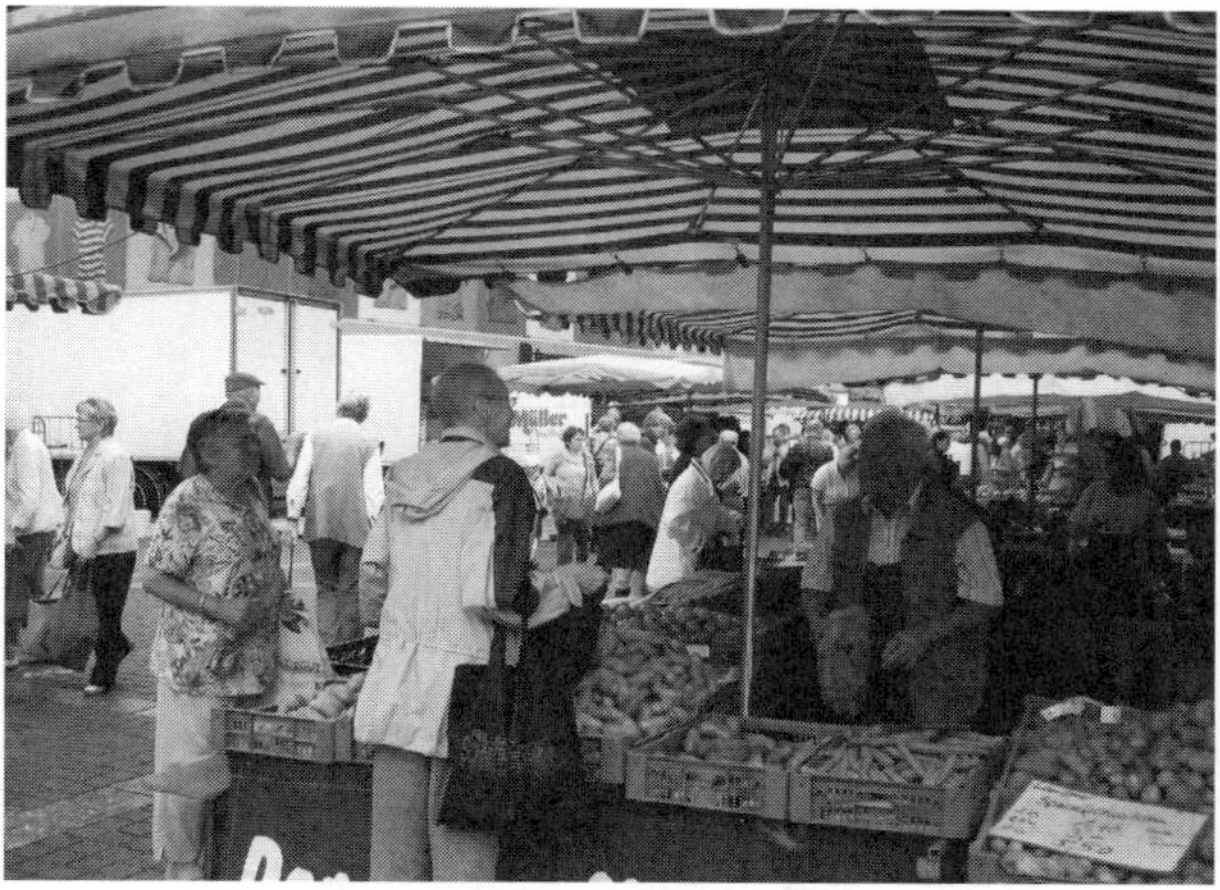

写真④　高齢者もゆっくり楽しめる市場や空間（シュトゥットガルト）

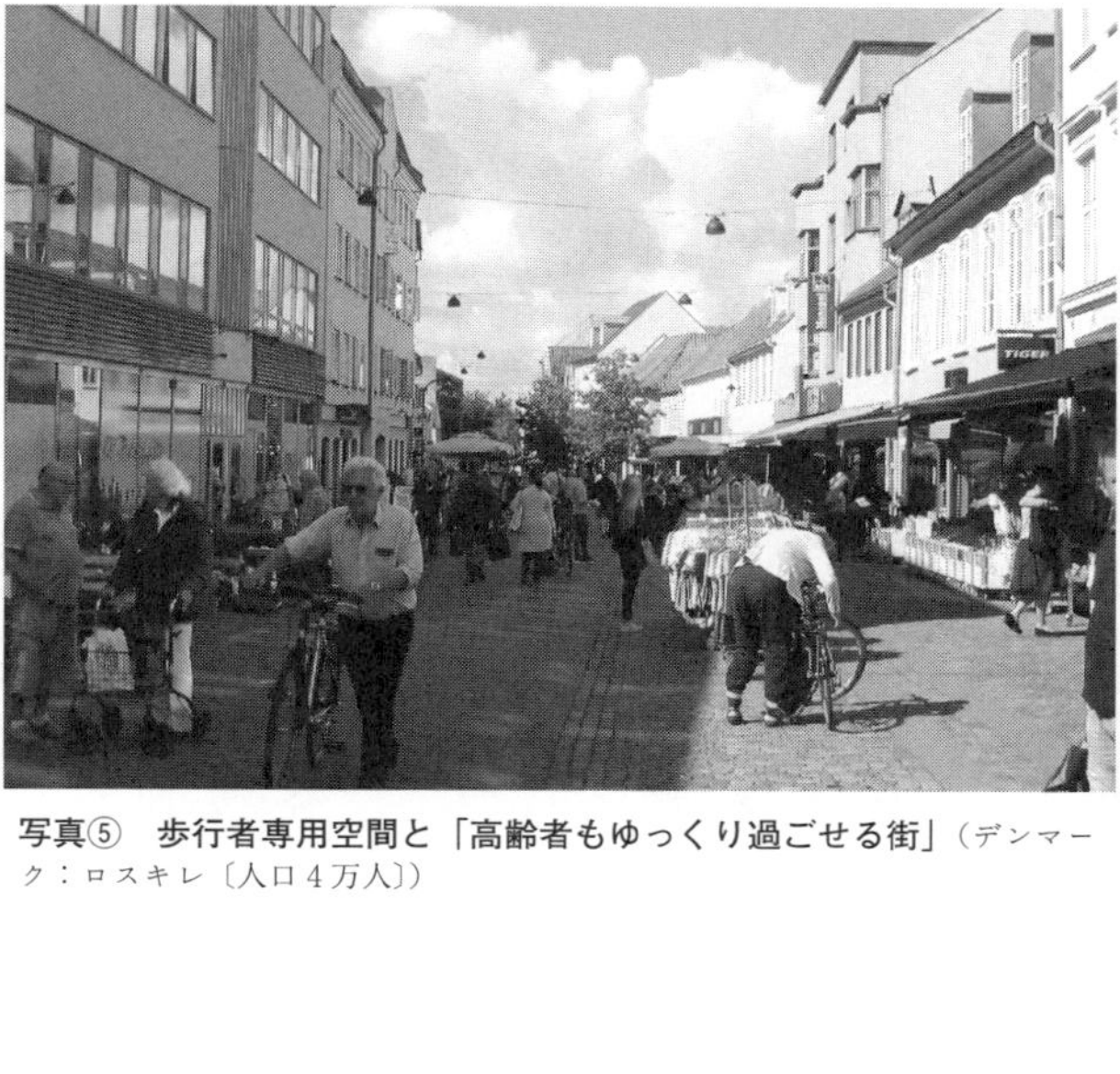


写真⑤　歩行者専用空間と「高齢者もゆっくり過ごせる街」（デンマーク：ロスキレ〔人口４万人〕）

街の"くつろいだ楽しさ"や"ゆったりした落ち着き"が欠如していると感じられること

が多い。

日本の場合、後でもふれるように、第二次大戦後は道路整備や流通業を含め〝官民挙げて〟アメリカをモデルに都市や地域をつくってきた面が大きいこともあり、その結果、残念ながらアメリカ同様に街が完全に自動車中心となり、また中心部が空洞化している場合が多いのが現状だ。

さて、以上のような議論から示唆される点として、〝「コミュニティ感覚」と空間構造〟という視点の重要性を挙げてみたい。

ここで「コミュニティ感覚」とは、その都市や地域における、人々のゆるやかな「つながり」の意識をいう。そして、そうした人々の「コミュニティ感覚」（ソフト面）と、都市や地域の空間構造（ハード面）は、相互に深い影響を及ぼし合っているのではないだろうか。

単純な例を挙げると、道路で分断され、完全に自動車中心になっているような都市では、人々の「つながり」の感覚は大きく阻害される。また（日本の大都市圏がそうであるように）職場と住宅があまりにも離れている場合にも、そうしたコミュニティ感覚は生まれにくくなるだろう。様々な年齢の人々が自然に集まる場としての商店街――それは狭い意味での経済活動を超えた「**コミュニティ空間**」として重要な意味を持つ――の空洞化といった現象も、コミュニティ感覚の希薄化につながるだろう。

これまでの日本の都市・地域政策では、そうした「コミュニティ空間」「コミュニティ感覚」といった視点はほとんど考慮されることがなかったのではないか。しかし今後は、いわば〝コミュニティ醸成型の空間構造〟という、ソフトとハードを融合した視点がまちづくりや都市政策・交通政策等において非常に重要になると思われる（交通政策やまちづくりとソーシャル・キャピタルの関連について宇都宮［二〇一五］参照）。

### †老いや死を包摂する都市・地域――「還っていく場所」としての地元

さらに、これからの都市や地域のあり方を考えるにあたっては、「老いや死を包摂する都市・地域」という視点が重要と私は考えている。

「老いや死を包摂する都市・地域」という表現はやや抽象的だが、そうした発想を具体的に表現したものとして、宮崎駿氏と養老孟司氏の対談本『虫眼とアニ眼』（新潮文庫）の初めにある、宮崎氏の絵が印象的である。すなわち同書の冒頭の約二〇ページは、これからの日本の都市・地域のあり方の理想として宮崎氏が思い抱く街の絵となっており、それは「保育園とホスピスと社《やしろ》を町のいちばんいい所に」という趣旨のものとなっている（ここでの「ホスピス」は広い意味で、看取りや介護の場といった趣旨）。

たとえば盆踊りの時に先祖が戻ってくると考えられたように、本来の地域やコミュニティというものは、老いや死（ないし死者）、あるいは長い時間の流れの中での「世代間継承性」というものを包含するものだろう。宮崎氏がここで「保育園とホスピスと社」としているのも、そうした発想と重なるものである。

ちなみに多少関連する事例として、千葉県佐倉市のユーカリが丘での試み――開発した住宅地への入居を意図的にゆっくりと時間をかけて進め、世代間の人口構成や世代間の継承性がバランスよく保たれるように配慮――は、以上のような関心と重なると思われる（なお高齢者と子どもの関係性に注目したケアのあり方について広井編［二〇〇〇］参照）。

そして、このような話題は（第6章の主題である）ターミナルケアや死生観をめぐるテーマともつながってくる。

本章の前半で若い世代のローカル志向についてふれたが、社会保障論という大教室の講義でターミナルケアと死生観の話題を取り上げた際の小レポートで、地方出身のある二年生の学生（女子）は、それを「地元」ということと関連づけて次のように記していた。

「ターミナルケアと死生観について、私は「若者」のうちに「どう死ぬか」ということとを考えておく必要がある、また「地元」と呼べる場所を生産年齢のうちに失わない、あるいは作っておくことが重要だと考える。……（中略）
これは、自分の還るべき場所というものを見失ってしまえば、満足な形で死を迎えることができない、孤独死などの問題につながっていくと考えるからである。……もし、生産年齢の間、それまで住み慣れた地域を離れ、全く地縁のないところで人生の大部分を過ごしたとしても、**「地元」と呼べる場所を失わない限り、そこが各人にとっての還っていく場所であり、心が休まる場所であり、還っていくコミュニティとなりうる**のではないだろうか。
心理的な面で、やはり帰っていくべき場所があるというのは、大きな安心感を伴う。人によって変わる可能性があるが、**日本人が望む「安らかな死」というものには、このような還るべき場所（自分が居てもいいと周りに認められている場所）にいるのだという安心感**が必要となってくるのではないかと考える。」（強調引用者）

死や死生観をめぐるテーマが、「地元」や「場所」と結びつけて語られているのが印象的である。

このようにして、ここで論じているまちづくりや都市・地域の「空間」に関する話題は、コミュニティや〝場所〟あるいは居場所、地元といった視点を通して人間の意識やこころとつながり、ターミナルケアや死生観とも結びついていくことになる。

高度成長期が〝地域からの離陸〟の時代だったとすれば、これからの人口減少・高齢化時代とはいわば〝地域への着陸〟の時代であり、新たな視点で地域コミュニティや都市・まちづくりのあり方、そしてそこでの医療・福祉関連施設の意味や役割を考えていく時代であると思われる。

## 3 地域の持続可能性とローカライゼーション

### †地域をめぐる政策展開——その三ステップ

地域やコミュニティについて述べてきたが、現実には、現在の日本においては「地域の持続可能性」ということが危うくなっている場所が少なくない。これはもちろん人口減少社会ということとも深く関わるが、それだけではない様々な要因が関わっている。「医療」という領域を超えるテーマとなるが、重要な話題であるので基本的な視点を述べておきたい。

先ほど写真③でドイツの地方都市エアランゲン（人口約一〇万人）の街の様子を見たが、ドイツの地方都市や街をめぐると、人口五万人前後や一万人以下の都市でも、中心部などがにぎわいを見せていることに驚かざるをえない。

逆に、私は二〇一六年の夏に紀伊半島を一週間くらいでぐるりと回る機会があったが、人口三〇万人を超える規模の都市（和歌山市や津市など）でも中心部の空洞化や商店街のシャッター通り化が進んでおり、ましてや一〇万人や五万人以下の都市になると〝まち〟そのものがほとんどなくなっているという状況だった。これはこの地域に限らず日本各地で言えることである。

そして、こうした「地域の持続可能性」という姿は「政策」によるところが大きく、ドイツはまさにそうした方向を目指した公共政策を展開してきたのである。ところが戦後の日本の（国レベルの）政策展開を振り返ると、むしろ地域の持続可能性を損なうような政策が行われてきた面が大きいのではないか。

私見では、こうした点に関する戦後の日本の政策展開は、次のような三段階に分けることが可能と思われる。

① 第一ステップ：いわゆる高度成長期（一九五〇〜七〇年代頃）……〝ムラ〟を捨て

る政策

この時期は一言で言えば「農村から都市への人口大移動」の時期であり、またそれを支援する種々の強力な政策が行われた（大都市近辺での大量の団地ないし公的住宅整備などがそれにあたる）。実際、農村部の人口減少がもっとも大きかったのはこの時期であったわけで、近年における農村部の人口の社会減ははるかに少ないということを忘れてはならない。

つまり、しばしば誤解がある点だが、近年地方（たとえば秋田県など）の人口減少が著しいのは、最近の社会減によるものではなく、むしろこの時代に農村部に残った人たちが高齢化し、近時に至って自然減が顕著になっているからである（当時に比べれば近年の人口の社会減は大幅に少ない）。

同時に注意したいのは、この時代には地方の中小都市は（商店街などを含め）かなりの賑わいを保っていたという点である。というより、農村からは（東京などの大都市に限らず）地方の中小都市にも人口が流入していたので、地方都市の商店街や中心部がもっとも賑わっていたのが実はこの時代だったという点に留意する必要がある。

全体として、この時期は〝「工業化」一辺倒〟の政策がとられ、農業や農村の優先順位は大幅に下げられ、その結果、他の先進諸国とは異なり、この時期から日本の食料自給率は一貫して低下していった（図4-4）。これは事実上「〝ムラ〟を捨てる政策」と呼べる

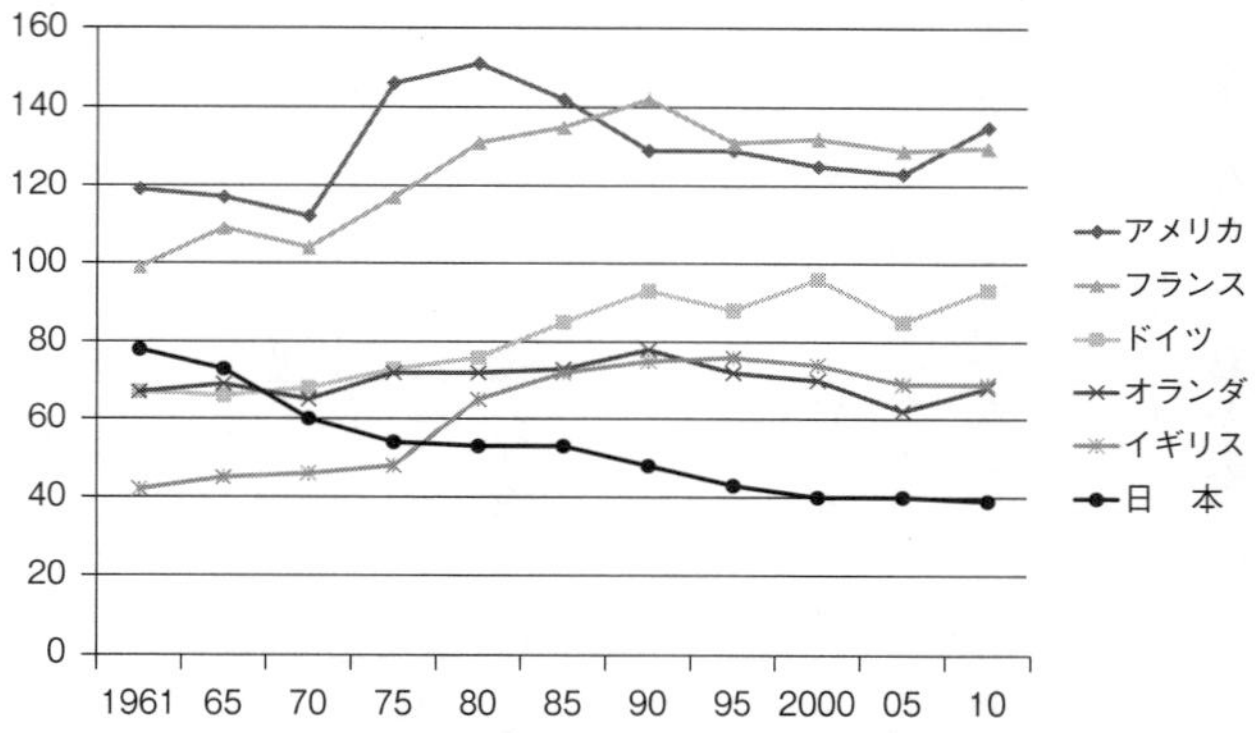


**図 4-4　主要先進諸国の食糧自給率の推移（1961-2010 年）**
（出所）農水省資料より作成。

ような政策展開であり、日本の農村部の「持続可能性」はこの時期に大きく損なわれたのである。

### ②　第二ステップ：一九八〇～九〇年代頃……〝マチ〟を捨てる政策

さらにそれが大きく変容するのが第二ステップの時期である。この時期は「アメリカ・モデル」と呼ぶべき都市・地域経済のあり方が政策面でも全面的に導入された。すなわち、流通政策・経済政策（当時の通産省）と道路・交通政策（当時の建設省等）のいずれもが強力に自動車・道路中心の都市・地域モデルを志向したのであり、それに呼応するかのように、同時期にイオンなどの大型モールが登場した（イオンの最初の大規模モールは一九九二年〔青森〕、九三年

〔秋田〕)。こうした過程を通じて、地方中小都市の中心部はこれ以降完全に空洞化が進むことになった。つまりこの時期は、実質的に「〝マチ〟を捨てる」政策がとられたのである。

ここで重要な点は、現在の日本の地方都市の空洞化は、政策がうまく行かなかったからではなく、皮肉にも、むしろこの時期にとられた〔国の〕政策の〝成功〟の帰結とも言えるという認識である。こうした点(政策が目指したものと、その効果)をきちんと事後評価しなければ、今後の展望は開けてこないだろう。

③ 第三ステップ:二〇〇〇年代ないし二〇一〇年代以降……転換の兆し?

最後に第三ステップは、二〇〇〇年代ないし二〇一〇年代以降の時期であり、希望を込めて言えば、以上のような流れとは異なる新たな潮流や政策転換の兆しが見られつつある。

一つには、本書全体のテーマと関連するが、高齢化の進展により〝遠くのモールに自動車で買い物に行けない〟という層が増加し、全国に六〇〇万人ないし七〇〇万人と言われる「買物難民」問題などが徐々に認知されるようになり、地域に根ざした商店街などの新たな価値が認知されつつある。

余談ながら、私の実家は岡山市の中心市街地の半ばシャッター通り化している商店街だが、最近若い世代が続けてカフェを開いたり、高齢者の買い物客が増えるなど、（希望を込めて記せば）新たな再生の兆しが現れ始めている。

また、人口減少社会への移行の中で、過度な低密度化の問題が顕在化し、人口増加期とは異なる都市・地域モデルの必要性が次第に認識されるようになり、本章で述べたように「地域密着人口」の増加とともに、若い世代の間にローカル志向・地元志向といった新たな志向が広がりつつある（広井〔二〇一三〕）。

こうした中で、国交省などの政策の基調にも変化が見られ（まちづくり三法改正〔二〇〇六年〕、「国土のグランドデザイン二〇五〇」〔二〇一四年〕における〝小さな拠点〟の考え方など）、「コミュニティ」などの視点を重視した、高齢化・人口減少社会における新たな都市・地域像への模索が始まろうとしている（しかし他方で、いわゆるアベノミクスや〔意外な流れで頓挫しつつある〕TPPなどグローバル志向の政策もなお強く、現在は政策の過渡期ないし岐路ととらえるべきかもしれない）。

ここで、こうした地域の持続可能性というテーマに関し、最近行った研究結果の一部を紹介しておきたい。私は二〇一六年に京都大学に設置された「日立京大ラボ」での共同研究として、「二〇五〇年、日本は持続可能か」というテーマでの調査研究を進めてきたが、その最初の成果が二〇一七年九月にまとまり公表した（インターネットのサイトで「ＡＩの活用により、持続可能な日本の未来に向けた政策を提言」を参照されたい）。

これは、①人口、②財政・社会保障、③地域、④環境・資源という四つの持続可能性に注目し、日本が持続可能であるための条件やそのためにとられるべき政策を提言する内容の研究で、最近関心の高いＡＩも活用したシミュレーション結果をまとめたものである。

興味深いことに、日本全体の持続可能性を図っていく上で、「都市集中」か「地方分散」かという方向がもっとも本質的な分岐点ないし選択肢であり、また健康、格差、幸福等の関連からは「地方分散」型が望ましいという結果が示された。言い換えれば、日本社会全体の持続可能性を考えていくうえで、分散型の社会システムに転換していくこと、あるいはローカルなコミュニティや自治体が自律度を高めていくことが本質的な意味をもつということである。

## †地域の「豊かさ」とは——幸福度指標をめぐる展開

いまふれた地域の自律性ということともつながるが、近年高まりつつある新たな動きとして、地域の「豊かさ」や「幸福」に関する独自の指標や政策展開という点について最後に記しておきたい。

幸福度や健康に関する話題は第2章でもふれたが、「ＧＡＨ」という言葉を聞いたことがあるだろうか。これは東京都の荒川区が二〇〇五年から提唱しているもので、「グロス・アラカワ・ハピネス」つまり「荒川区民の〝幸福〟の総量」という意味であり、これを改善させることを区政の目標にしようというものである。私自身も関わりがあるが、同区では荒川区自治総合研究所という組織を二〇〇九年に設立し、二〇一二年には六領域、四六項目にわたる独自の幸福度指標を策定するとともに、「子どもの貧困」など関連政策の展開を進めている（六領域とは「健康・福祉、子育て・教育、産業、環境、文化、安全・安心」を指す）。

また荒川区の呼びかけのもと、「幸せリーグ（住民の幸福実感向上を目指す基礎自治体連合）」と呼ばれる基礎自治体のネットワークが二〇一三年に発足し、私はその顧問を務めさせていただいているが、現在では参加自治体は九〇余りにまで増え、連携の輪が広がっている。その他に、熊本県、岩手県など都道府県レベルでも同様の様々な展開が進んでいる。

もちろんこうした動きは、第2章でもふれた、ブータンの提唱する「GNH（グロス・ナショナル・ハピネス）」に影響を受けたものだが、しかし荒川区や「幸せリーグ」での展開はブータンと単純に同じではない。

すなわち、ブータンのGNHはあくまで「ナショナル」、つまり国レベルで幸福度をとらえようとするもので、その点では実は「GNP」と同じである。荒川区などの展開が独自の意味をもつのは、むしろローカルな（コミュニティの）レベルで幸福のテーマを考えていこうとしている点にある。またブータンのGNHを含め、幸福度指標に関する動きは国際的にも広く展開しているが、海外の場合は国つまり中央政府が中心になって進める場合が多く、OECDが出した「地域の幸福（regional well-being）」に関する報告書においても、主として国が定めた共通の幸福度指標を地域にあてはめて調査したり地域間の比較を行うという点が中心となっている（OECD［2014］）。

つまり日本のようにローカルな自治体が独自の幸福度指標の策定や政策展開、相互連携を行うというのはまだあまり見られないのであり、この点は日本における政策展開の特徴の一つと言えるように思われる（幸福度指標に関する課題については広井編［二〇一七］参照）。

まさに〝幸せはローカルから〟ということであり、なお試行錯誤を多く含み、課題も様々に存在するが、新たな視点で「地域の豊かさ」や「地域の幸せ」をとらえ直す試みが各地で百花繚乱のように始まりつつあるのである。

第2章で「幸福」と「健康」の関係性について述べたが、地域における医療や福祉のありようは、それらだけを切り離して考えるのではなく、本章で見てきたような、まちづくりや都市・交通政策、コミュニティ空間、地域経済そして「地域の豊かさ・幸福」という、より大きな視点や発想のもとでデザインされていくことが求められている。

第5章

# 社会保障としての医療——「人生前半の社会保障」と持続可能な福祉社会

ここまで「サイエンスとしての医療」、「政策としての医療」、「ケアとしての医療」、「コミュニティとしての医療」といった医療の諸側面について考えてきたが、同時に医療は「社会保障」制度の一分野という側面をもっている。

すなわち、本書の中で何度かふれてきたように日本の医療費は現在四二・四兆円の規模にのぼるが（二〇一五年度国民医療費）、これら医療をめぐるお金の流れは、基本的に社会保障制度（の一つの柱としての医療保険制度）という公的なシステムの中で運営・管理されている。

言い換えれば、現在の日本の医療のほぼすべては、私たち国民の支払う税と社会保険料（プラス患者自己負担）によって賄われているのである（「ほぼすべて」と記したのは、人間ドックなどの予防関連、美容整形、一部の自由診療など、公的医療保険制度の枠外で提供される医療関連のサービスも存在するが、これらは額においてきわめて限られたものにとどまるからである（医療費の配分に関する第2章の図2-1を参照）。

そして、本書の「はじめに」から述べてきているように、日本における政府の借金は一〇〇〇兆円を超える規模となっており、つまり医療などの社会保障費を賄うだけの税負担を私たち国民が忌避しているため、その費用の多くは将来世代に先送りされ、かつ借金が累積する中で医療を含む社会保障制度自体が存続の危機に立っている。

こうした社会保障の今後をどう展望すればよいのか、広い視座から考えてみたい。

## 1 資本主義の進化と「予防的社会保障」

### †日本の社会保障の特徴

最初に議論の出発点として、国際比較の観点から日本の社会保障をめぐる状況を確認しておこう。

まず図5-1は、経済格差をめぐるいわゆるジニ係数（値が大きいほど格差が大きいことを示す）の国際比較である。大きくはデンマークなど北欧諸国がもっとも経済格差が小さ

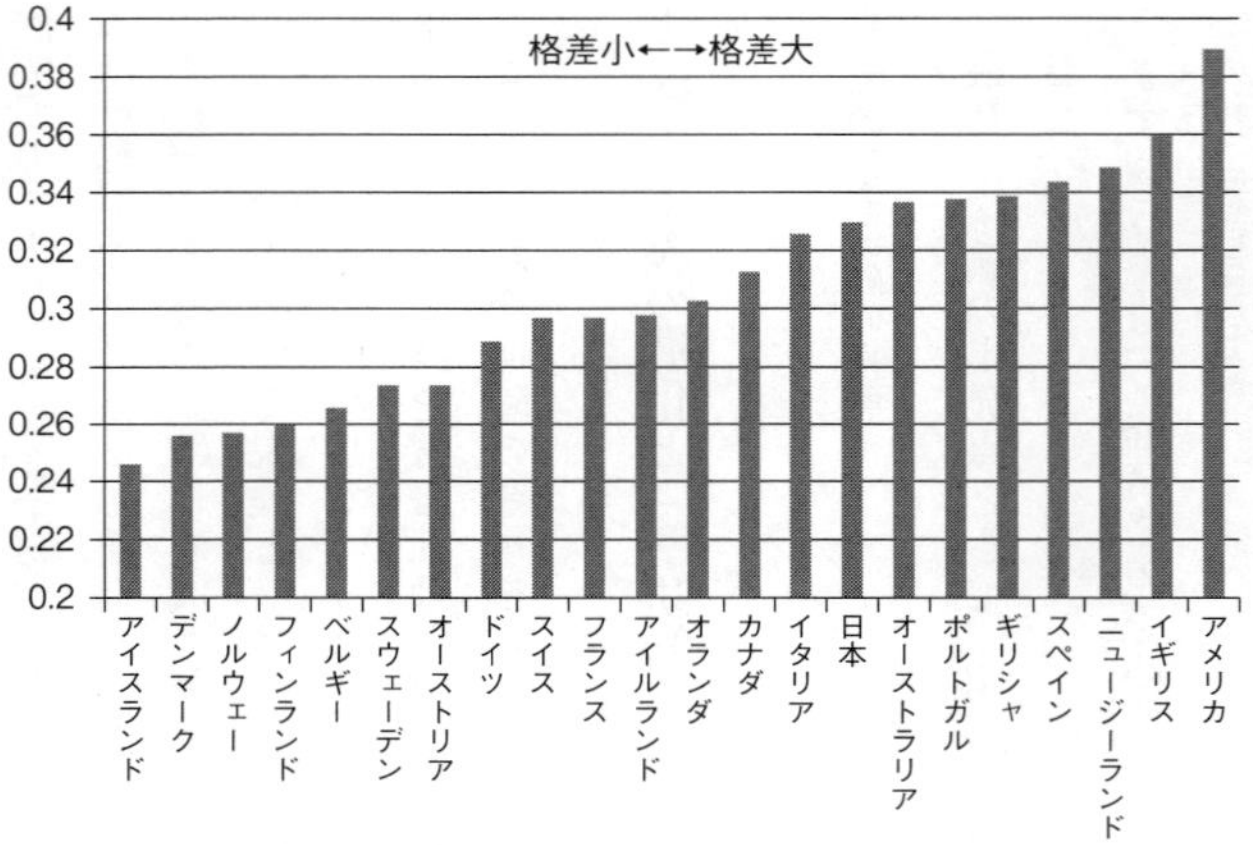


**図 5-1　所得格差（ジニ係数）の国際比較（2015 年）**

（注 1）主に 2015 年の数値。
（注 2）ここでの所得は再分配後の家計当たりの可処分所得（家計人数に応じて調整）。
（出所）OECD Income Distribution Database（IDD）より作成。

く（つまり平等度が高く）、次いでオーストリア、ドイツ、フランス、オランダなど大陸ヨーロッパ諸国が比較的平等であり、ギリシャ、スペインなど南欧諸国になると経済格差が次第に大きくなり、イギリスそしてアメリカに至るともっとも経済格差が大きいことが見てとれる。

そして日本について見れば、図に示されるように、先進諸国の中で格差の大きいグループに入っている。これは特に近年顕著になってきた現象であり、日本は一九八〇年代頃までは大陸ヨーロッパと同程度の平等度だったが、その後徐々に経済格差が拡大し、現在のような状態に至っているのである。

かつて、日本について〝一億総中流〟などと言われた時代があったので、「日本は先進諸国の中でも比較的格差の小さい、『平等』な社会だ」と思っている人がなお多いようだが——特に比較的上の世代の人々にその傾向が強いように思われる——、それはすでに過去の話である。

**表 5-1　社会保障支出の国際比較（対 GDP 比%、2013 年）**

| | | 高齢者関係（年金） | 社会保障全体 |
|---|---|---|---|
| 北欧 | スウェーデン | 9.6 | 27.4 |
| | デンマーク | 10.1 | 29.0 |
| 大陸ヨーロッパ | フランス | 12.6 | 31.5 |
| | ドイツ | 8.2 | 24.8 |
| | オランダ | 6.2 | 22.9 |
| アングロサクソン | イギリス | 6.5 | 21.9 |
| | アメリカ | 6.3 | 18.8 |
| 南欧 | イタリア | 13.7 | 28.6 |
| | ギリシャ | 12.3 | 25.7 |
| | スペイン | 9.5 | 26.3 |
| | 日本 | 10.7 | 23.1 |

（出所）OECD, Social Expenditure Database より作成。ギリシャは 2011 年データ。

他方、次に表5-1を見てほしい。これは社会保障支出の全体の規模と、そのうち高齢者関係の支出（ここでは年金）の規模とをそれぞれ国際比較したものだが、いくつかの特徴的な点が浮かび上がる。

注目すべきは、日本は社会保障全体の規模はこれらの国々の中でももっとも小さい部類に入るのに対し、高齢者関係支出（年金）の規模は非常に大きいという点である。

この点は、たとえば日本とデンマークを比べると顕著であり、社会保障全体の規模はデンマークが日本よりずっと大きいのに対し、高齢者関係支出（年金）は日本のほうがデンマークよりも大きくなっている（高齢化率は日本が若干高いが大きな違いはない）。またデンマークに限らず、スウェーデンなど北欧諸国は、社会保障全体の規模は日本よりずっと大きいが、意外にも年金の規模については日本よりも小さいことが示されている。逆に言えば、これらの国々では、高齢者関係以外の社会保障（子ども関係、若者支援、雇用、住宅など）がきわめて手厚くなっているのである。

皮肉なことに、表に示されるように、日本と似た構造にあるのはギリシャなどの南欧諸国であり、これらの国々は社会保障全体の規模は相対的に低いが、年金の規模は大きいという特徴がある。そしてギリシャの経済危機（二〇一〇年〜）の主要な背景の一つが年金問題にあったことは記憶に新しい。

## †資本主義の進化と社会的セーフティネット

以上のような基本的な事実関係を踏まえながら、これからの社会保障のあり方を考えてみたい。今指摘したデンマークなどとの比較を視野に入れながら、特に「人生前半の社会保障」と呼ぶべき、教育を含む子どもや若者への支援の重要性を強調したいのだが、そうした方向を考えていくにあたっての前提として、資本主義の歴史的進化の中で社会保障あるいは「社会的セーフティネット」がどのように展開してきたかを新たな角度から簡潔にとらえ直してみたい。

歴史的に見ると、まず第一ステップとして、当初それは市場経済から落伍した者への公的扶助ないし生活保護という〝事後的救済策〟から始まった。その象徴的起源は一六〇一年のイギリスにおけるいわゆるエリザベス救貧法（Poor Law）であり、いみじくも株式会社の先駆けたる東インド会社の成立が同時期の一六〇〇年であることにも示されるように、この時代は資本主義の黎明期とも呼べるような時代だった。つまり市場経済というものが浸透していく過程で、貧困の問題が顕在化し、その対応策として救貧法が産まれたのである。

続いて第二ステップとして、産業化ないし工業化が本格化した一九世紀後半には、大量の都市労働者の発生を前にして、（上記のような事後的な救済策では到底追いつかなくなり）労働者が事前に保険料を払って病気や老後等に備える仕組みとしての「社会保険」のシステムが導入される（一八八〇年代のドイツ・ビスマルク時代における社会保険三法〔健康保険、労災保険、年金保険〕の成立）。これは先ほどの救貧法に比べて、いわばより〝事前的〟ないし予防的な対応と言える性格のものだった。

しかし二〇世紀に入って世界恐慌に直面し（一九二九年）、大量の失業者の発生、つまり社会保険の前提をなす「雇用」そのものが確保できないという事態に至ると、第三ステップとして、いわゆるケインズ政策が開始される。これは市場経済へのより積極的な政府介入——公共事業や社会保障による再分配を通じた需要喚起と、それによる経済成長そして雇用そのものの創出政策——であり、社会主義陣営からは〝修正資本主義〟と呼ばれた。つまりそれは市場経済そのものに政府がより深く介入し、その「成長」を管理するという意味で、きわめて〝社会主義的〟な対応であり、いわば資本主義の〝本丸〟に向けた修正が行われたことになる。

そして、そのような積極的な政府の介入によって「成長・拡大」を維持してきたのが二〇世紀後半の資本主義の歴史だったと言えるが——実際、この時代に先進諸国の政府の財政規模は飛躍的に拡大した——、二〇〇八年のリーマンショックや、〝長期停滞〟と言われるような近年の先進諸国の低成長に見られるように、そうした不断の経済成長あるいは資源消費の拡大という方向自体が根本的な臨界点に達しようとしているのが現在の資本主義をめぐる状況である。

以上からも示されるように、歴史的な展開を巨視的に把握するならば、社会保障ないし福祉国家を含む社会的セーフティネットは、いわば「**事後的・救済的なものから、事前的・予防的なものへ**」と展開してきたという大きな流れを見出すことができるだろう（図

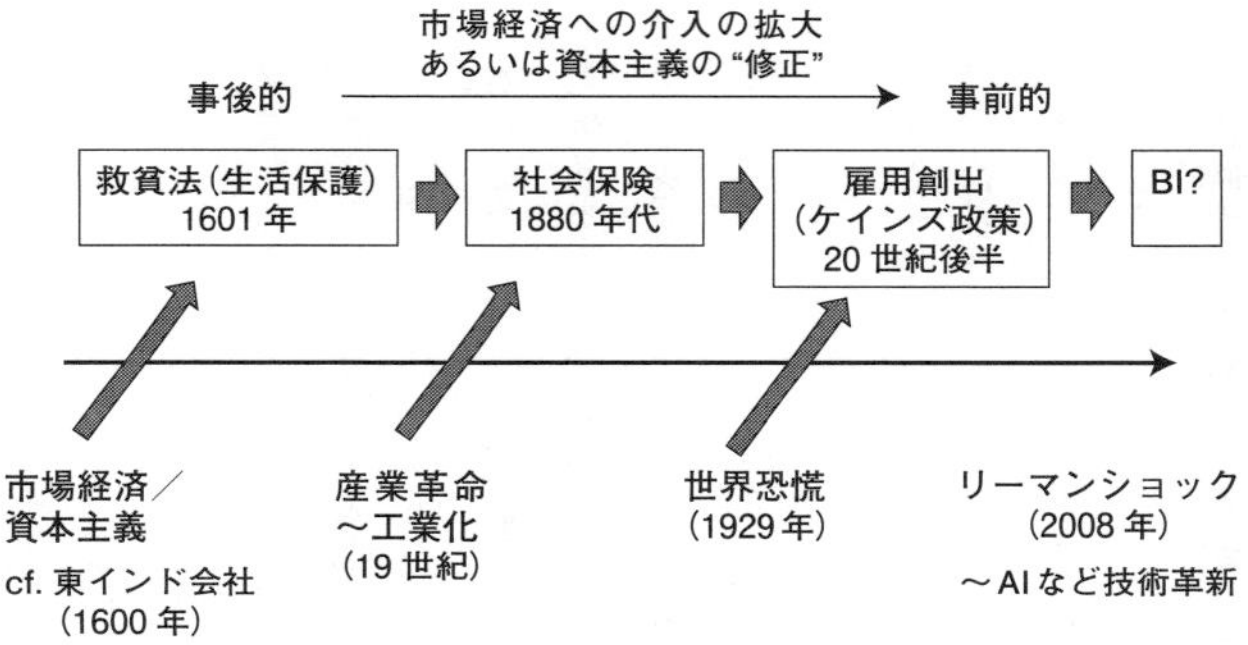


図5-2　資本主義の進化と社会保障

5-2）。

あるいは、以上の流れの全体を「資本主義の進化」という視点でとらえ返して見ると、それぞれの段階において分配の不均衡や成長の推進力の枯渇といった〝危機〟に瀕した資本主義が、その修正的対応を事後的ないし「周辺」レベルでのものから、事前的ないしシステムのもっとも「根幹」に遡ったものへと拡張してきたという一つの軸を見出すことができるだろう。

### †「人生前半の社会保障」の重要性

いま「事後的・救済的なものから事前的・予防的なものへ」という、社会保障をめぐる大きな流れを指摘した。

これはシンプルな言い方をするならば、〝病気になる前に、貧困に陥る前に、失業する前に、要介護になる前に〟等々という具合に、できる限り早い段階から支援を行うということであり、「予防的社会保障」ということもできる。前章で論じた、たとえば長野県などの例において、高齢者が農業などを含めて様々な形で地域社会やコミュニティとの関わりをもつことが長寿に寄与するとか、気軽な居場所があり、〝歩いて楽しめる〟ような都市を作っていくことが健康にとってもプラスの意味をもつといった話題も、こうした「予防的社会保障」というテーマとつながってくる。

そして、先ほどから述べている社会保障をめぐる大きな流れの文脈において浮かび上がってくるのが、「人生前半の社会保障」というテーマである。

「人生前半の社会保障」とは、基本的に子ども・若者そして広く現役世代に向けた社会保障のことであり、それには本質的な要素として「教育」も含まれている(広井[二〇〇六])。こうした「人生前半の社会保障」がいま重要となっている背景は、主に以下の二点だ。

一つは、現在ではもっとも失業率が高いのが(高齢層ではなく)一〇代後半から三〇代前半の若者層であることにも示されるように、かつては退職期ないし高齢期に集中していた「生活上のリスク」が人生の前半に広く及ぶようになっている。逆に言えば、高度成長時代のような成長期においては、現役時代は終身雇用を中心とするシステムの中で一定の生活保障がなされ、したがってリスクは退職期ないし高齢期に集中しており、社会保障は年金や高齢者医療など高齢者関係のことを考えればほぼ足りたのだった。実際、現在でも日本の社会保障は全体の七割程度が高齢者関係のものとなっている（平成二七年度社会保障費用統計および国民医療費統計から試算）。

「人生前半の社会保障」が重要になっているもう一つの大きな背景は次の点である。それは、現在の日本では（後にもふれるように）資産面を含む経済格差が徐々に大きくなり、その結果、個人の人生が、生まれた家庭の経済状況に左右される度合いが大きくなり、それにより**各人が人生の初めにおいて〝共通のスタートライン〟に立てる**という状況が大きく崩れているという点だ。

特に日本は、親から子への財産の移転等を含め、放っておくと人と人との関係性が〝固まっていきやすい〟社会であると思われ、実際、近年では様々な領域で〝世襲〟が広がっている（橘木・参鍋［二〇一六］）。こうした点からも、個人に共通のスタートラインを保障する「人生前半の社会保障」が特に重要になる。

思えば高度成長期の日本において一定の平等や活力が維持されたのは、〝焼け跡〟から皆一斉にスタートしたという点に加え、戦後の占領政策において、良くも悪くも強力な「機会の平等」政策が取られたからだった。具体的には農地改革（すなわち土地の再分配）と中学校教育の義務化（すなわち教育の保障）であり、これらはまさに個人に「共通のスターライン」を提供するものだったのである。

それが再び〝固まろう〟としているのが現在の日本社会と言える。ある意味で逆説的なことだが、そうした「個人のチャンスの保障」ということは、〝自由放任〟によって実現されるのではなく、そこには一定の制度的対応が必要になってくる。

さらに、「人生前半の社会保障」が重要となるもう一つの要素として、人口減少ないし少子化との関係についても確認しておきたい。

先ほど若い世代の失業率の相対的な高さについてふれたが、かりに仕事についている場合でも、非正規や低賃金で働いている若年世代が多い。内閣府の調査(二〇一〇年)によれば、二〇代から三〇代の男性について、年収が三〇〇万円以上か以下かで結婚率に大きな差があることが示された。つまり若い世代が経済的に困窮したり生活が不安定であることが、晩婚化や未婚化をもたらし、これが低出生率の背景の一つとなって人口減少を招いている面があるのだ。したがって子ども・若者への支援を強化していくことは、日本社会の未来や持続可能性という点からも最優先課題と言える。

そしてこの話題は、本書の「はじめに」において、低出生率ないし少子化の問題が日本における医療問題の〝隠れた主役〟であるという点を指摘したこととまさにつながる。そこでも述べたように、日本における高齢化率が四〇%近くにまで上昇していくのは、長寿

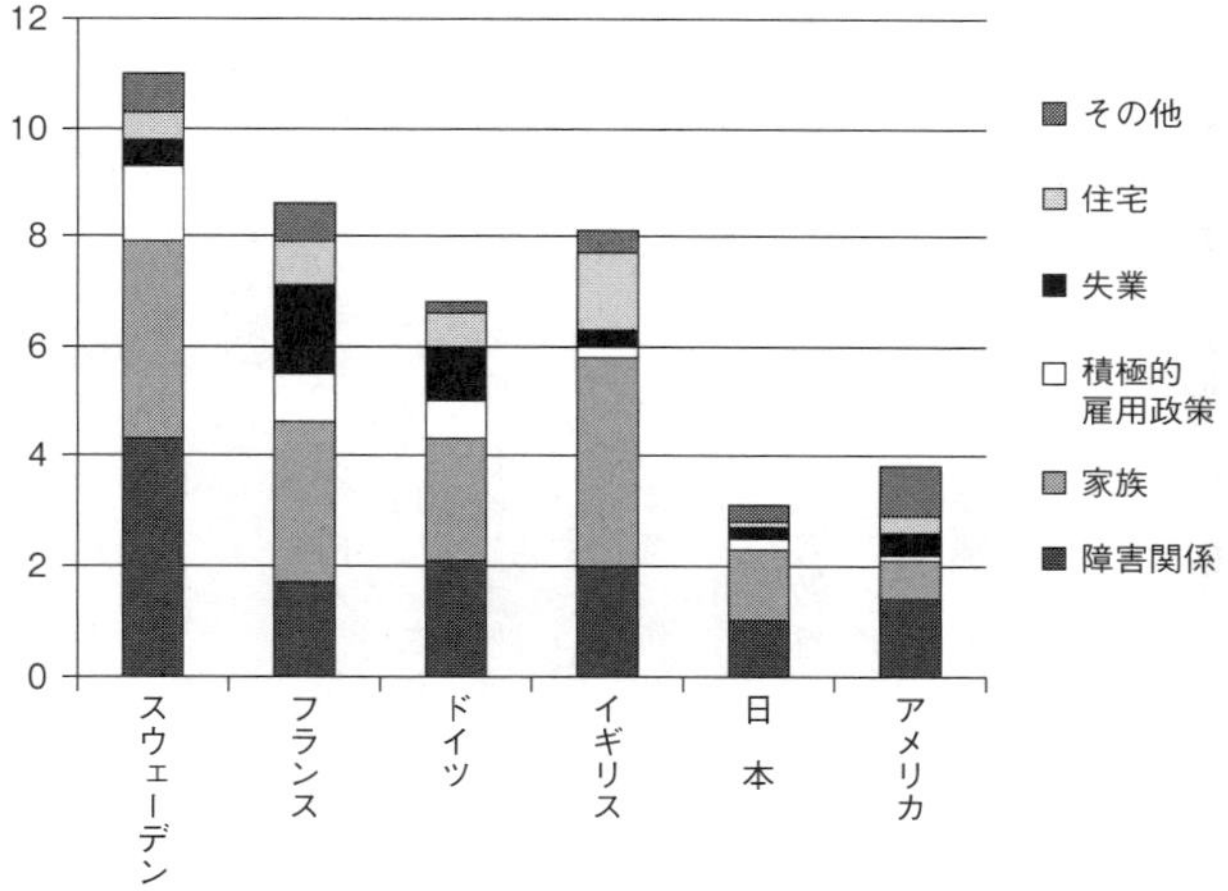


**図 5-3 「人生前半の社会保障」の国際比較**（対 GDP 比〔%〕、2013 年）

（出所）OECD, Social Expenditure Database より作成。

が主要因ではなく、低出生率のため少子化が進み、結果的に人口全体に占める高齢者の割合が大きくなることが主たる背景であるからだ。

さて、図5-3はそうした「人生前半の社会保障」を国際比較したものだが、日本の低さが目立っている。日本の社会保障給付費（対GDP比）はもともと先進主要国の中でアメリカと並んでもっとも低いが、本章の初めでもふれたように高齢者関係の比重が大きいこともあり、高齢者以外の社会保障で見ると一層その「低さ」が顕著になるのである。

また「教育」は人生前半の社会保障としてきわめて重要な役割を担ってい

るが、GDPに占める公的教育支出の割合を国際比較すると、一位のデンマーク（六・三%）のほかノルウェー、アイスランド等北欧諸国が上位を占める一方、日本のそれは三・二%で、先進国（OECD加盟国）中で最下位という状況が近年続いている（OECD加盟国平均は四・四%）。

特に日本の場合、小学校入学前の就学前教育と、大学など高等教育における私費負担の割合が高いことが特徴的で、これは「機会の平等」を大きく損なう要因になっているだろう（高等教育における私費負担割合は六六%〔OECD平均は三〇%〕。以上二〇一四年データ。OECD, *Education at a Glance 2017* より）。

日本の社会保障費はすでに年間一一五兆円という規模に達しているが（二〇一五年度）、社会保障全体のほぼ半分（四八%）は年金であり、実に五五兆円に及ぶ。この額がいかに大きいかは、文部科学省の教育予算が四兆円に過ぎないことや、国立大学の予算が一・一兆円という点（いずれも二〇一七年度）との対比からも明らかだろう。

社会保障と教育を切り離してタテワリ的に考えるのではなく、こうした大きな視野の中で、世代間のお金の配分のあり方を根本から問いなおし、その望ましいあり方を議論する必要があるのだ。

**＊子ども・若年支援と借金返済――二〇一七年総選挙をめぐって**

いささか時事的な議論となるが、以上のような「人生前半の社会保障」に関する話題がにわかに選挙の争点に浮上した、二〇一七年一〇月の総選挙に関して一言ふれておこう。

安倍首相はこの時急遽選挙に踏み切り、その〝大義〟の一つが、消費増税の使途を教育費の無償化や子育て支援の強化にあてることについて、国民の信を問うことにあるということだった。ここまでの議論からもわかるように、私はそうした政策の方向自体には一定の共感をもつが、次のような意味でいささか唐突かつ相変わらずの「短期的」思考を示していると言わざるをえない。

日本の社会保障給付を高齢者中心のものから子ども・若者や現役世代も重視したものにシフトしていく必要があるのは、先ほどからの論述のとおり全くその通りのことだ。やや手前味噌となってしまうが、本章で論じてきたように、私自身はこれを「人生前半の社会保障」と呼び、その強化をここ一〇年以上にわたって主張してきた（広井［二〇〇六］等）。福田・麻生政権時代の二〇〇八年に政府に設置された「教育再生懇談会」の委員になった際、そこでもこのことを提案し、実際、「人生前半の社会保障の充実」は同懇談会の報告書に明記されたのである。

その後、民主党政権時代の「税と社会保障の一体改革」の議論の中で「全世代対応型」の社会保障ということが言われるようになったが、その源流の一つは上記の教育再生懇談会にあったとも言えるだろう（しかも教育再生懇談会の事務局は文部科学省だったため、教育も

「人生前半の社会保障」に含めて位置づけている点が特徴的であり、厚生労働省が実質的に支えた「税と社会保障の一体改革」とはその点がやや異なっている)。

そして、今回安倍首相は、ある意味でそうした積年の課題だった子ども・若者・現役世代向けの社会保障の強化というテーマを唐突に打ち出したわけである。

問題はその評価である。消費増税分の使途について、それを「政府の借金」削減に優先的にあてるか、教育を含めた子ども・若者・現役世代の支援にあてるかという選択は、ある意味で難しい判断と言える。なぜなら、大きくはいずれも〝これからの世代〟の負担軽減という点では共通しており、その時間軸の長短に関わる選択であるからだ。

そして、ここで政府の借金の削減よりも、現在の現役世代への給付拡大を前面に出すのは、いかにも安倍政権らしい発想である。根底にあるのは、ポピュリズム的な政治感覚とともに、〝成長がすべての問題を解決してくれる〟という、安倍氏やその上の世代に典型的な思考だ。

私は、日本の政治家はこうした〝目先の損得〟ばかりに目を向ける思考から脱却し、すでに一〇〇〇兆円に及んでいる政府の借金、つまり将来世代へのツケ回しをこれ以上増やさないことを最優先すべきと考える。そうでなければ日本の未来は確実にないのではないか。

端的に言えば、膨大な借金返済と、すでに世界一である高齢化の費用をまかなうには、消費増税は、団塊世代が〝逃げ切る〟前に、少なくともヨーロッパ並みの二〇%にはしなければならない。なぜこの正論がこの国では選挙の争点にならないのだろうか。

〝場の空気〟を重視する日本人は、〝場〟での調整が困難な場合、その〝場〟にいない者にツケを回そうとする。「その〝場〟にいない者」の典型が「将来世代」ではないだろうか。

## †年金制度と世代内・世代間公平

いずれにしても、以上のような認識を踏まえ、大きくは高齢者関係から「人生前半の社会保障」への配分のシフトを行う必要がある。ただし、ここには次のようなもう少し複雑な要素が含まれている。それは、年金あるいは高齢者と一口に言っても、高齢者の間で相当な違いがあり、この点を見逃してはいけないということである。

端的に言えば、現在の日本の年金制度では、高齢者への給付において〝「過剰」と「過小」の共存〟という状況が生まれている。

つまり一方では、高齢者のうち比較的高所得者層が（高所得であるがゆえにそれに応じて）相当な額の年金を受給しているかと思うと、他方では、国民年金ないし基礎年金は満額（四〇年加入）で約六万五〇〇〇円だが（二〇一七年度）、現実にはたとえば女性の平均受給額は四万円台で、それより低い層も多く存在し、実際六五歳以上の女性の「（相対的）貧困率」が約二割で、単身者では五二％に上るという状況がある（二〇〇九年の内閣府調査）。

このように、一方で「過剰」と言うべき年金給付があり、他方で〝本当に必要な層〟に十分な年金給付がなされていないというのが日本の現状である。

ではなぜこのような事態が生じるかというと、それは現在の日本の年金制度が、「報酬比例」と呼ばれる部分を多くもち（厚生年金の〝二階〟と呼ばれる部分）、この部分は制度の性格それ自体が「高い所得の者ほど高い年金をもらえる」という仕組みになっているからである。しかも日本の年金制度は実質的に賦課方式（高齢者への年金給付を現役世代の拠出する保険料で賄う）なので、その負担を現役世代に求める形になる。

逆に、基礎年金は、基礎的な生活を保障するという性格からすると本来は税によって賄うべきだが、それが実現しておらず（半分が保険料）、上記のように低所得層ほど十分な年金が支給されないという状況が生じることになる。

つまり全体として、日本の年金は「世代内」および「世代間」の双方において、ある意味で〝逆進的〟な、つまり「格差をむしろ増大させる」ような側面をもつ制度になってしまっている。

これに対し、本章の初めで日本とデンマークの対比を行ったが、デンマークの場合、日本とは逆に年金制度はむしろ「基礎年金」が中心で（財源はすべて税）、その部分は比較的手厚くかつ平等であり、逆に報酬比例部分はきわめて限定的で小さい。そのため低所得者への保障はしっかりなされる一方、年金全体の給付規模は日本よりも小さいという、正反対の状況が生まれるのである。

そもそも公的年金の基本的な役割は、高齢者に一定以上の生活を平等に保障するという点にあるべきと私は考える。だとすれば大きな方向性として、（デンマークがそうであるように）**基礎年金を税によって手厚くし、逆に報酬比例部分はスリム化していく**という改革を行っていくべきではないか（広井［一九九九］参照）。このことが、高齢者の間での「世代内公平」とともに、若い世代ないし現役世代との関係における「世代間公平」にも資すると考えられるのである。

さらに具体的に言えば、（高所得高齢者の）報酬比例部分に関する年金課税を強化し、その税収を「人生前半の社会保障」にあてるといった政策を今後進めていくことを提案したい。より具体的には、上記のように年間五五兆円に及び、さらに着実に増加している年金給付のうち、たとえば報酬比例部分のうち一〜三兆円を若者や子ども関連の支援に再配分することは――その中には高等教育の学費や若者の住宅支援等が含まれる――、きわめて大きな意義があると考えられるのである。

さらに、私は「地域おこし協力隊」のような、地方にUターン・Iターン等をする若者への支援制度（現在は年間約四〇〇〇人が対象〔二〇一六年度〕）は、「都市―農村」間の非対称性ないし不等価交換の構造を是正する意味でも大幅に拡充すべきものと考えているが、かりに年間一人当たり三〇〇万円の給付として、それを一万人規模に拡充したとしても年間予算は三〇〇億円であり、上記の「一〜三兆円」よりもはるかに小さな規模であることを記しておきたい。

いずれにしても、こうした（省庁のタテワリを超えた）大きな枠組みの中で世代間の配分を見直し、変えていく必要があり、それが世代間の公平や社会の持続可能性につながっていくと考えられる。

**＊医療保険と年金制度の総合化**

先ほど、日本の年金制度においては、（高所得者を中心に）一方で「過剰」と言うべき年金給付があり、他方で〝本当に必要な層〟に十分な年金給付がなされていない状況になっているという点を指摘した。やや制度の細部に及ぶことになるが、このことの背景には、日本の社会保障制度においては、医療保険制度と年金制度がいささかタテワリになっており、両者のリンクあるいは総合化が十分になされていないという点が挙げられる。具体的には、「退職者の年金給付など年金財源から高齢者の医療費をまかなう」という仕組みが十分とられていないのである。

対照的なのはドイツで、ドイツは日本に比べ早い段階から年金制度が整備・成熟化していたこともあり、かなり以前からそうした「医療保険と年金制度の総合化」を進めてきた。これは以前の拙著で詳述した点だが（広井［一九九七ａ］）、ドイツの場合、①一九五六年に、退職して年金受給者となった後も現役中に加入していた医療保険（疾病金庫）に継続して加入することになり、②さらに一九七七年の疾病保険費用抑制法において、年金受給者の医療費については年金保険者と医療保険者の折半とし、年金保険者はその費用に充てるため年金支払い総額の一定部分を拠出するという措置がとられるようになり、③加えて一九八八年の医療改革法において、年金受給者の医療保険料は一般被保険者の平均保険料まで引き上げるという対応がなされたのである。

これは、高齢化の中で医療保険財政が逼迫する中、年金を活用して医療費の一部を負担することを通じて対応したということであり、実質的に「年金財源から医療保険財源への移転」と言える。

これに対し、日本の場合、様々な背景から医療保険と年金制度が十分にリンクしておらず、高所得高齢者の報酬比例年金の一部を医療保険に活用するといった対応が不十分で（世代内の公平の問題）、かつ、高齢者の医療費を現役世代が負担する割合が大きくなっていると思われる（世代間の公平の問題）。

社会保障制度は制度が複雑でわかりにくく、また医療、年金、福祉といった具合にタテワリで議論されがちであるが、今こそこうした制度を横断した吟味を進め、現役世代、特に若い世代の負担を軽減していくべきではないだろうか。

## †「ストックに関する社会保障」あるいは資産の再分配

「人生前半の社会保障」について述べたが、先ほど社会的セーフティネットの歴史的進化のところで、資本主義が次第にその根幹にさかのぼる形で修正を行ってきたという点を指摘したこととの関連で浮かび上がってくるのが、「ストックに関する社会保障」という新たな課題である。

様々な「格差」をめぐる問題が活発に議論されているが、概して議論の中心になっているのは収入、つまり「フロー」面での格差問題である。しかしながら、そうした格差がより大きいのは資産あるいは「ストック」面での格差であり、実際、格差の度合いを示すいわゆるジニ係数を見ると、年間収入（二人以上の一般世帯）のジニ係数が〇・三一四であるのに対し、貯蓄におけるそれは〇・五九七、住宅・宅地資産額におけるそれは〇・五六五となっており（全国消費実態調査〔二〇一四年〕）、**収入よりむしろ金融資産（貯蓄）や土地等の格差のほうがずっと大きい**のである（図5-4）。

社会保障については、これまでほぼもっぱら現金給付（年金など）や医療・介護サービ

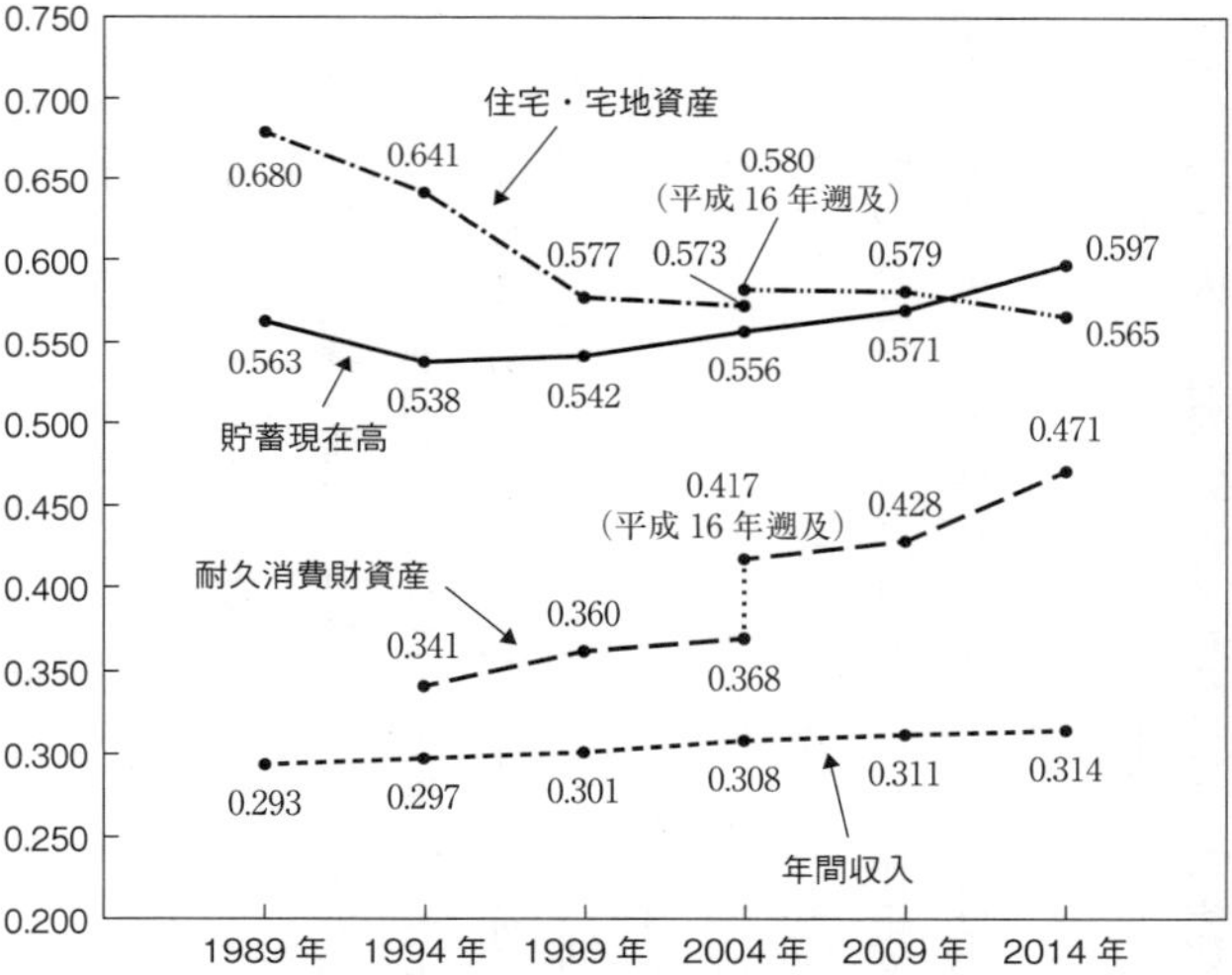


**図5-4　所得と資産をめぐる経済格差（ジニ係数）の動向（収入の格差より住宅・土地・貯蓄の格差のほうが大）**

（出所）総務省統計局：2014年（平成26年）全国消費実態調査

スのような「フロー」について考えられてきたが、高度成長期とは異なり、フローの拡大が鈍化する今後の低成長時代ないし定常型社会においては、ストックの分配あるいは「ストックに関する社会保障」が重要になる。

具体的には、公的住宅の強化や土地所有のあり方（「公有地」ないしコモンズの強化や公有地の積極的活用）、そして土地課税のあり方（土地課税の強化とそれによるストックの再分配や社会保障への充当）が新たな課題になるだろう（詳細は広井［二〇一五］参照。なおこの話題は言うまでもなくトマ・ピケティの『21世紀の資本』での議論と深く関わるが、ここではひとまず指摘にとどめたい)。

## †ベーシック・インカム(BI)の意味

以上、資本主義の進化の中で、社会保障が「事後的・救済的なものから、事前的・予防的なものへ」と展開してきたことを指摘した上で、「予防的社会保障」という視点とともに、「人生前半の社会保障」や「ストックに関する社会保障」の重要性について述べた。

実は、近年AIとの関連(AIによって人間の仕事がなくなるといった議論)も含めてしばしば話題になるベーシック・インカム(BI)は、まさにこうした資本主義ないし社会保障の進化の流れにおいて把握されるべきものと私は考えている。

ベーシック・インカム(BI)とは、一定の現金給付(たとえば月一〇万円とか一五万円)をすべての人に無条件で給付するという仕組みをいう。背景には、先進諸国において(生産過剰から)失業が慢性化し、さらに今後は上記のAIなどによってさらに人間の労働が機械に代替されていくという認識がある。これはかつてローマクラブが〝楽園のパラドクス〟と呼んだ状況、つまり「生産性が最高度に上がった社会においては(少数の労働によってすべての人の需要が満たされるので)大多数の人が失業する」という事態と重なっている（こうしたテーマについて広井［二〇一五］参照）。

ベーシック・インカムの考えが浮上する土台には様々な理念や思想があるが、私は先ほど述べた、「事後的・救済的なものから、事前的・予防的なものへ」という社会保障ないし資本主義・福祉国家の進化という文脈でとらえるのがもっともその意味を把握できると考えている。なぜなら、**最初からすべての個人に所得を給付するというベーシック・インカムは、まさに「事前的・予防的」な社会保障ないし社会的セーフティネットの究極の姿**であるからだ。それは先にも指摘したように、資本主義がその進化の過程の中で「生産性」を段階的に上げ、それと並行して（生産過剰が生じて）失業が慢性化したり格差が広がる中で、順次公的な社会保障あるいは〝資本主義への修正〟を（救貧法→社会保険→ケインズ主義的福祉国家という流れで）行ってきた、その進化の最終段階に位置するものとも言える（再び図5-2を参照）。

ただし、そうであればこそ、つまりおよそ社会保障や社会的セーフティネットというものは、時代を超えて普遍的に〝正しい〟姿があるのではなく、資本主義ないし経済システムの進化のプロセスの中で、そこでの生産過剰や失業、格差、環境・資源制約等々の状況と呼応しつつ展開していくものであるから、ベーシック・インカムの全面的導入は、たとえばＡＩ等によって人間の労働の多くが代替され、失業率が五割を超えるような段階に至ってなされるべきものだろう。

一つの極限的な思考実験として、失業率が九割に及ぶような社会となり、その結果生活保護の受給者が全人口の九割を占めるといった事態に至った場合、考えてみれば、そうした状況においては「生活保護」とベーシック・インカムという二つの制度は実質的にほとんど変わらないものになる。いわば資本主義の進化の極において、社会保障の起源たる生活保護（ないし救貧法）とベーシック・インカムという、両極にある制度がクロスすると も言える。

そうした事態においては、ベーシック・インカムは半ば必然的に要請される制度になるはずであるが、私自身は、失業等の状況を見ても事態はそこまでには至っておらず、むしろここまで述べてきた「人生前半の社会保障」やストックの再分配等を進めつつ、〝部分的な〟ベーシック・インカム（高齢者の基礎年金の充実に加え、若者向けBI、農業版BI、〝地域おこし協力隊〟のような地域版BIなど）の導入がまず求められると考えている。

## †「国家保障」から「地域保障」へ――社会保障のローカライゼーション

社会保障の今後について、もう一つ重要な点がある。先ほど社会的セーフティネットの歴史的な進化を見たが、実はこの一連のプロセスとは、他でもなく「国家」あるいは「中央政府」の活動領域が、その財政規模を含めて大きく拡大してきた歴史でもあった。

それが、「事前的・予防的な社会保障」という方向において〝反転〟し、社会保障において「コミュニティ」という存在が重要なものとして浮上する。そして第4章でも述べたように、コミュニティとは本来地域に根差した、ローカルな性格のものであるから、これからの時代はここをいわば起点にして、ローカルな地方政府が主体となり、その活動領域が広がり、中央政府ないし国家から役割が順次シフトしていくことになるだろう。

具体的には、当初は地域コミュニティの支援（＝「コミュニティ政策」）やそこでの社会サービス、そして雇用などに関する政策、やがて社会保険、そして究極的には最低生活保障に関することも地方自治体の役割になっていくだろう。それは経済システムそのもののローカライゼーションと一体に展開していく性格のものである。

前章でも述べたが、経済や人口の拡大・成長期がいわば〝地域からの離陸〟の時代だったとすれば、今後の人口減少あるいは成熟・定常型社会はそのベクトルが反転し、〝地域への着陸〟の時代となる。その中で、いま述べたように社会保障ないし社会的セーフティネットの主体も段階的に中央政府から地方政府に移っていく。それが「国家保障から地域保障へ」という流れであり、時間軸に関する一つの目安としては、日本にそくして言えば、高齢者の絶対数がピークを迎える二〇四〇年過ぎ頃や、高齢化率がピークとなる二〇六〇年過ぎ頃をゴールとする形で展開していくことになるだろう。

## 2　社会保障の根底にあるもの——公共性・税・国家

### †「国家」の二つの意味と税——日本における課題

これからの時代において地域保障あるいはローカル・レベルの社会保障という方向が重要であることを述べたが、一方において、国家あるいは中央政府という存在が社会保障において今後も大きな意味をもつことは確かである。

そして、この点つまり「国家」というものに関する認識と、「税」についての意識という点において、現在の日本は非常に大きな課題を抱えていると私は考えている。それは次のような趣旨である。

そもそも一口に「国家」と言っても、実はそこには以下のような大きく異なる二つの意味が含まれている。すなわちそれは、

#### (1)〝大きな共同体〟としての国家

## (2) 〝公共性の担い手〟(ないし再分配の装置)としての国家

という二つである。

このうち(1)は、私、家族、地域……という具合に、いわば〝自分を中心とする同心円〟を広げていった場合に行き着くものとしての「国家」である。こうした意味での「国家」の存在感が日本において特に大きくなったのは明治以降であり、それは〝黒船ショック〟以降、欧米列強に対抗するための「富国強兵」策とも一体となって、強力に国全体を束ねつつ急な坂道を駆け上がっていく中で突貫工事のように形成されたものでもあったが、第二次大戦後の〝国を挙げての経済成長〟という時代も含めて強力に作用してきた。

これに対し、(2)はもう少し〝ドライ〟な国家像であり、あくまで独立した「個人」から出発して社会(society)というものを考えた場合、個人の自由な活動だけでは格差など様々な弊害が生じるので、そうした問題を解決する〝装置〟となるように作ったものとしての「国家」である。「中央政府」と呼ぶほうが正鵠を射ており、個人から出発して〝社会契約〟的に作られる国家とも言ってよいだろう。

以上、「国家」の二つの意味について確認したが、端的に言えば、日本あるいは日本人にとって圧倒的に強いのは、(1)の「〝大きな共同体〟としての国家」像だろう。それは

〝クニ〟という言葉の語感にも表れているし、〝お上〟という言葉もそうした国家像とつながっている。

こうした「〝大きな共同体〟としての国家」像は、「家族」の延長としての国家イメージでもあるので、自ずとパターナリスティック（父権主義的）な性格のものになりやすい。つまり、ちょうど親が子どもの面倒を見るように、国家が個人（国民）の世話をする（しなければならない）という国家観である。

ここで問題なのは、こうした国家イメージの場合、「税」というものの位置づけがきわめて困難なものになるという点だ。

つまり、もし国家が親のような存在だとすれば、国家が様々な「福祉」を（無償で）提供するのが当然ということになり、子どもが親に対して（世話をしてくれた対価として）謝礼を払うことがないように、個人が国家に対し税を払うという発想はそもそも生じにくくなり、せいぜい税というものは一方的に（〝お上〟に）「取られる」ものとして観念される。

逆に言えば、個人が税という形でお金を出し合って、医療や福祉を含めた様々な公共サービスの財源とするといった発想――これがまさに(2)の〝公共性の担い手〟としての国家である――は生まれる余地がなくなる。

## †税の意味と公共性

こうした点に関し、財政学者の諸富徹は著書『私たちはなぜ税金を納めるのか』の中で、市民革命後のイギリス社会では、納税を（義務ではなく）「権利」とみなす「自発的納税倫理」が定着していったとし、それは「自分たち市民が作りあげた社会を維持してゆくために、その必要経費として、あるいは国家による生命と財産の保護にたいする対価として、市民みずから積極的に負担すべきだという理解」だったとする（諸富［二〇一三］）。

あわせて諸富は日本における状況について、「『税金とはいやいやながら納めるもの』という納税感覚も、その一つに考えてよいだろう。そもそも『市民革命』を経験せず、市民自らの手で国家を創出したという観念が育たなかったわが国において、その国家のために必要な財源を、自ら進んで担おうという『自発的納税倫理』は発達しようがなかったともいえる」と述べている（諸富前掲書）。まさにその通りだと思う。

現在の日本において、医療を含む年々の社会保障などの支出に見合う税が払われず、一〇〇〇兆円を超える借金が将来世代に回されているという、国際的に見ても異常な事態は、他でもなくこうした「国家」像の問題に由来しているのではないだろうか。

つまり、上記のようなパターナリスティックな国家像からすれば、医療や福祉のサービスは（子が親に世話を求めるのと同様に）〝クニ〟に対して要求するという性格のものとなり、その財源は人々が支払う税であるという認識は背後に退き、あたかも〝クニ〟自身がお金を持っているかのように観念される。そしてそこでは、政府の債務というものも、〝クニの借金〟ということで、「他人事」のように考えられてしまうのである。

なお正確に記せば、日本の医療は基本的には「社会保険」の枠組みによって運営されており、「はじめに」でも言及したように財源の約五割（四八・八％）は社会保険料で、税は約四割（三八・九％）である（残りは患者自己負担。二〇一五年度）。しかし日本の医療保険制度は、強力な国家主導のもとで制度が創設・運営されてきたことから、社会保険の本来の姿である「地域コミュニティにおける相互扶助」というよりも、良くも悪くも中央集権的な〝国家保険〟と呼ぶべき性格を強く持ってきた。それが「医療保険制度は〝お上〟が運営する（自分たちの手からは遠い）制度」という観念を強めたとも言え、したがって社会保険システムとしての医療保険制度が本来もつ「コミュニティにおける相互扶助の仕組み」という性格を回復していくことが――〝社会保険のルーツ〟たるドイツではそうした性格がしっかりと維持されている――、医療費を含めた借金累積が〝他人事〟のように感じられている日本の現状を是正していく一つの通路になるかもしれない（この点は前節で述べた「社会保障のローカライゼーション」のテーマともつながる）。

話題を税に戻そう。日本の政府の借金が上記のようにここまで膨らんだ背景は、もう一つの要因として、高度経済成長の時代が戦後しばらく続いたため、「すべての問題は経済成長が解決してくれる」（したがってやがて税収も増えて借金も解消される）という発想が、特に団塊世代などの世代を中心に、意識の中に強く浸透しているという点が挙げられるが、同時に以上のような「国家」像あるいは「社会」観の問題が存在していると思えるのである。

したがって日本における課題は、ある意味で日本社会にとっての〝永遠の課題〟とも言えるテーマだが、家族主義的な国家観ではなく、あくまで「個人」を出発点に考え、そこから〝公共性の担い手〟としての国家ないし政府を（税の拠出を含めて）自ら作っていくという発想を根づかせていくことにあるだろう（それには中学や高校での〔医療保険を含む〕社会保障や税についての教育も重要になると思われる）。これは日本がギリシャのような財政破綻に陥る前である必要があり、もはや〝手遅れ〟でないことを期したいが、いずれにしても医療や社会保障をめぐる課題はその中心的な試金石として位置しているのである。

**＊検討されるべき税財源について**

本章で述べてきた「人生前半の社会保障」等を含む今後の社会保障の有力な税財源として、私は特に①消費税、②相続税、③環境税を含む資産課税の三者が重要であるということを論じてきた（広井［二〇〇一a］）。

ここでは詳述はしないが、①の消費税についてはヨーロッパ主要国並みの水準（二〇％以上。ちなみにスウェーデンやデンマークは二五％、フランス二〇％、イギリス二〇％、ドイツ一九％といった状況である）は不可避であり早急に進める必要がある。日本では消費税については〝逆進的〟という批判が根強いが、次のような点は強調しておきたい。すなわち、一九七〇年代頃までは、先進諸国においても政府の支出のうち社会保障が占める割合は小さく、したがって所得再分配は「税の累進性」によって行うのがもっとも重要な手段だった。しかしそれ以降、特に近年においては政府支出の最大の項目が社会保障となっており、したがって（社会保障は主として中所得以下の層に給付される部分が大きいので）いわば**税金を〝集める段階〟より〝使う段階〟での再分配が大きくなっている**のである。実際、日本について見れば、一般歳出予算に占める社会保障関連費の割合は、一九八〇年度には二六・七％に過ぎなかったが、二〇一七年度には五五・六％もの規模になっている。

つまり、社会保障の規模が非常に大きくなった超高齢社会ないし成熟社会においては、**「税の累進課税による再分配から社会保障給付による再分配へ」**という構造変化が見られるのである。したがってヨーロッパがそうであったように、消費税を上げつつ社会保障の水準を高めていく（かつ借金を返済していく）ことが重要であり、実際、充実した福祉国家である北欧やヨーロッパでは消費税率は高く、かつ格差も小さいという事実を再認識すべきだろう。

ちなみに、所得税の累進税率の強化はなされてしかるべきだが、かりに高所得層の税率を大幅に上げたとしても（対象者の数が限られるため）得られる税収はせいぜい数千億円程度であり、一％で二兆円以上の税収がある消費税とは大きな差がある。したがって税部分だけですでに三〇兆円を超える規模に及ぶ社会保障をまかなうには、所得税の累進強化は補助的なものにしかならないという点を認識する必要がある。

②の相続税については、「人生前半の社会保障」のところで述べた、生まれた時点で〝共通のスタートライン〟に立てることを保障するという観点から、世代を通じた（親から子への）格差の累積や固定化に一定のブレーキをかけることが重要であり、したがって相続税を現状よりも強化し（税率および対象者）、それを特に人生前半の社会保障に充当することが求められている（ちなみに現状では年間死亡者のうち相続税がかかるのは四％程度である）。

また③の環境税（ひいては土地・資産課税）については、第3章でもふれたドイツでのエコロジー税制改革（九九年）やデンマーク、オランダ等、ヨーロッパの多くの国では環境税を導入するとともに、その税収の一部を社会保障にあて、社会保障（福祉）と環境が両立する「持続可能な福祉社会」と呼びうるような社会像を目指していることが参照されるべきである（相続税や環境税、資産課税のもつ意味については広井［二〇〇一ａ］、同［二〇一五］参照）。

## 3　福祉思想の再構築

### †日本における福祉思想の空洞化

税の意味について考えてきたが、こうした「公共性」や税をめぐる課題の土台にあるテーマとして、福祉思想という点についてさらに考えたい。

エピソード的な話となるが、しばらく前に松下政経塾の二〇名弱の塾生の方々が研究室に来られ、会議室に場所を移して現在の日本の医療や社会保障についての講義と質疑応答、ディスカッションを行うという機会があった。塾生の方たちは二〇代から三〇代の若い世代で、「医療や社会保障を含め、今のままでは日本の将来は危うい」といった危機意識を強くもち、勤めていた企業などをやめて同塾に入ったという人が多い。そうした志の深さを感じさせる若者たちにふれて、ある種のさわやかな希望のようなものを感じた機会だった（そうしたことは他でも多い）。

同時に、上記の「危機意識」ということとまさにつながるが、現在の日本社会を見る時、先ほどもふれた、「税」の負担をとにかく忌避しながら多額の借金を若い世代や将来世代にツケ回ししているという状況があり、他方では、第4章でも言及したように、「社会的孤立度」(家族以外の他者とどのくらいの交流やつながりがあるかという指標)に関する国際比較調査において日本は先進諸国の中でそうした〝孤立度〟がもっとも高い国になっている。

思うに、以上の二つ、つまり①政府の借金が莫大になっていることを〝他人事〟としてしか感じないという意識と、②人と人の間の「社会的孤立」度の高さという点は、実は表裏の関係にあるのではないだろうか。それは一言で表せば、**〝家族あるいは「身内」を超えた支え合い(ないし連帯)〟への無関心**ということである。

それはある種の危機的な状況であり、ここまで事態が深刻化してくると、医療や社会保障の個別の制度論や政策を超えた、より根本的な議論が必要になるのではないか。

その一つの手がかりとして、私自身は「福祉思想」というものが重要と考えている。ここで福祉思想とは、家族や集団を超えた他者との支え合いや、社会の中で自分が生きていくにあたってのよりどころになるような世界観、哲学のようなものを指している。

この場合、やや単純化して整理すると、日本社会あるいは日本人にとってのそうした福祉思想は、これまで概ね次のような歴史的変遷をたどって来ており、現在の日本は「**福祉思想の空洞化**」とも呼ぶべき状況に陥っているのではないだろうか。

すなわち、江戸時代までの日本人は、大きく言えば〝神仏儒〟、つまり伝統的な自然信仰（神道的な世界観）と外来の普遍思想である仏教・儒教をそれなりに融合させ、お盆や墓参りなどを含む日常の習慣にも織り込みながら生活を営んでいた。しかし江戸末期の〝黒船ショック〟を通じ、当時の欧米列強の軍事力と科学技術力に度肝を抜かれ、自らの生存の危機を感じて以降は、富国強兵の道をひたすら突き進むことになり、その中で国民統合の軸となる対抗思想としての国家神道を突貫工事のように築いていった。これは「福祉思想の政治化（ないし形骸化）」とも呼べる事態だったと思われる。

しかし第二次大戦に敗北し、そうした明治期〜昭和前期までの思想を全否定した後は、今度はすべてのエネルギーを「経済成長」という目標に注ぐことになった。それは言い換えれば、物質的な富の拡大、あるいは良くも悪くも（短期的な）〝損得〟という尺度に専心するという方向であり、この帰結として着実に進んだのが上記の「福祉思想の空洞化」という状況だったのである。

しかし九〇年代以降、そうした経済成長という目標すらうまく機能しなくなり、しかもそれに代わる価値やよりどころ、あるいは実現すべき社会像を見出せず、途方に暮れているというのが現在の日本社会あるいは日本人なのではないか。そしてそのことが、先の一〇〇〇兆円を超える借金のツケ回しや「社会的孤立」の根本原因になっているのではないか。

では何が必要なのか。まさにそれが「福祉思想の再構築」ということになるのだが、これに関連して、シカゴ大学教授を長く務めた日系アメリカ人の歴史学者テツオ・ナジタが書いた『相互扶助の経済』という本（二〇一五年に翻訳が刊行）での議論が一つの貴重な手がかりを与えてくれる（ナジタ［二〇一五］）。

同書の中でナジタは、江戸期における二宮尊徳などの思想や、当時日本の各地に広く存在した（無尽講、頼母子講などと呼ばれる）「講」のネットワークに注目しつつ、そうした個々の集団を超えた相互扶助（支え合い）の仕組みとその原理となる思想が当時の日本社会に浸透しており、そうした伝統は明治以降の中央集権化の中で忘れられていったが、その〝DNA〟は、震災後の様々な動きなどを含め日本社会の中に確実に残っていると論じているのである。同時にナジタは、そうした相互扶助の仕組みや理念において核となっていたのは、個別の共同体を超えて存在する「自然」を原理とする思想だったとしている。

興味深いことに、以上の話は医療とも深い関連がある。なぜなら、いみじくも**日本独自の地域医療保険システムたる国民健康保険（国保）の原型となったのも、実はそうした「講」だった**からである。その代表的な例として挙げられるのが、江戸時代に現在の福岡県宗像市あたりに存在した「宗像定礼（じょうれい。定期的に礼を支払うという意味）」であり、それは他でもなく医療に関するローカルな相互扶助の仕組み——社会保険と同様の機能——であった。ナジタ氏は同書の中で「講は西日本では頼母子講、東日本では無尽として広く知られていたが、宗像の相互扶助組織は「定礼」と呼ばれていた」としつつ、それを日本社会における「相互扶助の経済」の大きな流れの中に位置づけ、その現代的な意味を論じている。

思えばそうした「講」や「定礼」は、地域住民による自発的な支え合いの仕組みであり、本書の「はじめに」で述べたような、政府の借金を〝他人事〟のようにとらえ、将来世代へのツケ回しが麻薬のように作用しつつある日本社会の現状と対比すれば数段「自律度」の高いシステムと言えるだろう。もちろん私たちは「講」や「定礼」の時代に単純に回帰することはできないが、日本社会の土台にあるはずのそうした理念を再発見しつつ、また近代社会以降の「個人」という価値はしっかりと押さえた上で、その先にある福祉思想を構想する時期に来ている。

私自身は、そうした新たな福祉思想は「地球倫理（＝神仏儒プラス個人プラスα）」とも呼ぶべきものに行き着くのではないかと考えているが（広井［二〇〇九b］、同編［二〇一七］参照）、いずれにしても、社会保障に象徴されるような日本社会が直面する様々な課題に対応していくにあたり、一見迂遠に見えようとも、そうした福祉思想についての議論や思考を深めていくことがいま求められていると思えるのである。

### †「持続可能な福祉社会／緑の福祉国家」の構想へ

本章の最後に、それでは以上のような社会保障や税、公共性、福祉思想等の再構築を通じて、一体私たちはどのような社会の実現を目指せばよいのかという点について、簡潔に述べておきたい（この話題について詳しくは広井［二〇一五］参照）。

それは「持続可能な福祉社会／緑の福祉国家」と呼びうる社会像であり、「持続可能な福祉社会」とは、「個人の生活保障や分配の公正が実現されつつ、それが資源・環境制約とも両立しながら長期にわたって存続できるような社会」を意味している。この性格づけにも示されるように、それは

- 富の「分配」の問題……その平等ないし公正　……福祉
- 富の「総量」の問題……その持続可能性　　　……環境

という、概して別個に論じられがちな「福祉」と「環境」の問題をトータルに考えていこうという関心がベースにある（この「持続可能な福祉社会」は、私自身が「定常型社会（＝経

済成長ということを絶対的な目標としなくとも十分な豊かさが実現されていく社会〉」と呼んできた社会像とも実質的に重なっている〈広井［二〇〇一a］参照〉）。

それは言い換えれば、第4章で述べたようなローカルな地域コミュニティにおける経済循環や相互扶助から出発しつつ、本章で論じたような様々な再分配や社会保障をナショナル、グローバルレベルへと積み上げていくような社会のありようとなる。

いま日本に求められているのは、前節で述べた福祉思想の掘り下げと並行しての、こうした「持続可能な福祉社会」の理念と政策を軸とする社会構想ではないか。

# 第6章 死生観としての医療――生と死のグラデーション

ここまで本書において、現代の医療や医療システムに関する様々な議論を行ってきたが、最後に、ある意味でそれらのもっとも根底にあるテーマについて若干の考察を行ってみたい。それは「死生観」をめぐるテーマである。

私自身は、この話題は自分の中でのもっとも核にあるテーマであり、拙いながらそれに関する著書もいくつか出してきた。そうした流れも踏まえながら、ここでは死生観をめぐる課題を、現在の日本の社会的状況とも関連づけながら考えてみたいと思う。

## †死亡急増時代と「死生観の空洞化」

〝縁起でもない〟言い方ともなり、また以前の拙著(広井[二〇〇一b])でも述べた点でもあるが、現在の日本は「死亡急増時代」であるという事実がある。

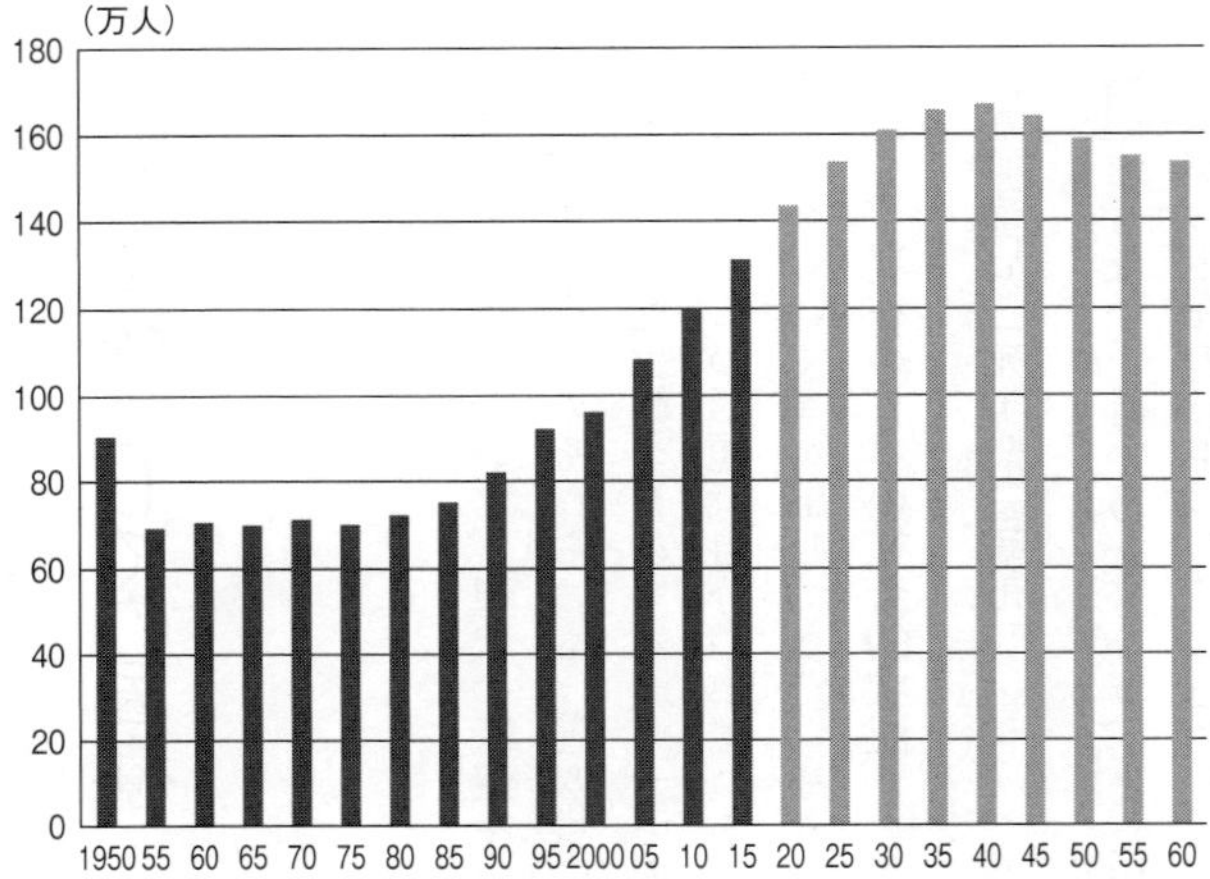


**図 6-1　死亡急増時代：108 万人（2005 年）→ 167 万人（2039 年）**

（出所）2010 年までは厚生労働省「人口動態統計」。2015 年以降は国立社会保障・人口問題研究所「日本の将来推計人口（平成 24 年 1 月推計）」の中位推計。

この点に関して図6-1を見てみよう。日本における毎年の死亡者数は、第二次大戦後いったんは減少し、その後しばらく横ばいだった。

しかし一九八〇年代頃からは増加傾向となり、二〇〇〇年過ぎ頃に年間一〇〇万人を超えるとともに、以降は特に急速に増加しており、二〇四〇年前後に一六七万人程度でピークを迎えるまで今後一貫して増え続けるという状況にある。

言うまでもなくこうした変化の背景にあるのは高齢化とセットになった人口動態であり、つまり寿命の伸びを伴いつつ、特に人口が多い世代が死亡年齢を迎える前後の時期に年間死亡者数が最多に至ることになる。

思えば人口減少にしても様々な社会経済指標にしても、〝右肩下がり〟が一般的である昨今の日本において、年間死亡者数に関しては今後二〇年以上にわたって着実に増加が続くわけである。「死亡急増時代」は確かな事実であるとともに、少なくともそうした意味で〝死が一層身近になる〟時代を私たちは迎えつつある。

一方、ここではひとまず簡潔な指摘にとどめたいと思うが、特に高度成長期以降の日本社会において、「**死生観の空洞化**」とも呼ぶべき事態が進行してきたということを、私はこれまでの著作の中で論じてきた（前掲書等）。

ここで「死生観」とは、さしあたり簡潔に言えば、「私の生そして死が、宇宙や生命全体の流れの中で、どのような位置にあり、どのような意味をもっているか、についての考えや理解」とでも表されるような内容のもので、もっと簡単に「〝私はどこから来てどこに行くのか〟という問いに対する一定の答えを与えるもの」と言ってもよい。

そうした死生観が、現在の日本社会ではほとんど空洞化しており、死の意味ひいては生きることの意味やリアリティが見えなくなったり希薄化しているというのが「死生観の空洞化」という言葉にこめた意味である。

このことを、私自身は自分自身の経験として、あるいは大学でゼミの学生など若い世代に接する中で痛感してきた。後者について言えば、ゼミや講義で死生観などに関するテーマを取り上げる際、多くの学生が強い関心や、場合によってはある種の〝飢餓感〟のようなものを示すことを印象深く思ってきた。

そうした話題は、学校の授業など公の場で取り上げられることは少なく、また（いかに教会に定期的に通うような層が大きく減少しているとは言え）なおキリスト教あるいはそれ以外の様々な宗教における死生観に何らかの形でふれながら育っていくことが一般的である他の多くの国々に比べ、高度成長期に代表される戦後の日本においては、すべてが「経済成長」という世俗的な目標ないし関心に集約されたことから、戦前に対する反省も加わって、死生観あるいは死というテーマを正面から語ることはほとんど忌避されたのである。そしてそのように〝公〟の場から死のテーマが排除される一方で、それらを一定以上扱ってきたのは、漫画やアニメ、音楽などのサブカルチャー的な領域だったと言えるだろう（象徴的な例を一つ挙げれば手塚治虫の『火の鳥』などのように）。

いま学生や若い世代にそくして述べたが、こうした「死生観の空洞化」という状況にある意味でもっとも深刻な形で直面しているのは、おそらくいわゆる団塊の世代前後の層だろうと思われる。先ほど指摘したような、戦後の高度成長期的な世界観を文字通り体現し、よくも悪くも、経済成長や、いかにこの生の世界の物質的な豊かさを拡大させるかという方向にひたすら邁進してきた世代だからである。

したがって全体として見ると、現在の若い世代、団塊世代前後の世代、また私のような中間的な世代も含め、生きてきた時代的状況の違いはあれ、ある意味であらゆる世代が死生観とその空洞化、あるいはその再構築という課題に直面しているのが現在の日本社会であると言うこともできるだろう。

この場合、それは経済社会の変化に伴うごく自然な帰結でもあり、つまり本書の中で述べてきたように、ひたすら経済成長あるいは物質的な富の拡大を追求する「離陸」の時代から、世代間のつながりや、死までを含んだ生全体のより深い充足を求める「着陸」の時代への移行という構造変化と呼応しているのである。言い換えれば、死生観のありようやそれへの態度の全体が、時代状況と深く関わっていることになる。

## †変化の兆し

一方、死生観をめぐるそうした新たな時代への〝変化の兆し〟の一つとして、次のような例がある。

たとえばそれは『文藝春秋』の二〇一三年七月号に掲載された「二〇一三年のうらやましい死に方」という特集記事である。これは身近な家族や知人の看取りの経験等を通じての、人の死に方に関する読者の投稿から成り立つ企画で、寄せられた投稿に目を通してコメントをまとめたのが作家の五木寛之氏だ。

興味深いことにこの企画は、一九九九年に一度同様のものが行われたそうで、今回はそれに次いで二度目だという。そして印象深いのは、選者の五木氏が、一九九九年の時と比べてかなり投稿の内容、あるいはその雰囲気や傾向にかなりの変化が見られると述べている点である。

すなわち五木氏は、現在の日本はまもなく団塊世代が死を迎える時代という意味で「『団塊死』の時代」という時代状況になろうとしており、「『死』はいま『生』よりも存在感を強めている」と指摘する。

その上で、今回の読者投稿を前回（一四年前）と比較して、「いま『生き方』と同じように、『逝き方』を現実の問題としてオープンに語り合えるようになってきた気配がある」と述べているのである。

もちろん、読者投稿という限られた範囲の比較から、死生観あるいは死について語ることへの姿勢をめぐる時代状況の変化について確たることが言えるものではないだろう。

しかし先ほど確認したような「死亡急増時代」という現実的な状況の中で、また死が相対的に近い場所にある高齢世代の人口全体に占めるシェアが高まり、また経済全体が先述のように「離陸」の時代から「着陸」の時代に次第に移行する中で、自ずと死という話題が、非日常的で忌避すべきタブーではなくなり、文字通り〝日常的〟な話題の一つになっていくというのはごく自然な変化とも言えるだろう。

また、こうした「死について語ること」への態度の変化は、必ずしも直接的なものではない面もあるが、ターミナルケアあるいは看取りのケアのあり方への対応の変化とも関連してくる面があると思われる。

この話題はそれ自体独立して大きなテーマであり、私も九〇年代から様々な形で研究や調査等を行ってきたが、ここではそれが主題ではないので簡潔な指摘だけを行っておこう。

近年の変化で印象深いのは、医師の石飛幸三氏が二〇一〇年に公刊した『「平穏死」のすすめ——口から食べられなくなったらどうしますか』(講談社)等の一連の書籍がベストセラーとなり、いわゆる胃ろうなどを含めて、できるだけ延命的な医療は控えて〝穏やかな死〟あるいは〝自然な死〟を志向するという流れが、ひとつの明確な潮流として現れてきていることである。

もちろんそうしたあり方を支持するか否かは、当然のことながらもっぱら個人の価値観や選択に委ねられるべきものであり、一つの正しい答えがあるというものではない。重要なことは死に方についてのそうした選択や多様性が認められるということだろう。

こうした変化に関しては若干の個人的な感慨がある。石飛氏も著書その他の中で幾度か言及しているが、私と何名かの研究グループが、同様の問題意識から日本国内での老人ホームでの看取りのあり方や海外での状況（イギリス、スウェーデン）等を調査し、それを「福祉のターミナルケア」と題する報告書として公表し（一九九七年）、看取りにおける福祉的ケアの重要性や「死に場所の選択の拡大と多様化」といった提案を行った際、それに対して一部の医療福祉関係者から大変な批判が起こり、大論争となったことがあった（報告書の中心部分は広井［一九九七b］に収録）。

なお当時は高齢者の看取りのあり方を正面から論じること自体がタブーに近い面があり、そうした頃と比べると、先の「うらやましい死に方」にしても、「平穏死」にしても、死や看取りについて語ることや、そのありようをめぐっての状況は、大きく変化してきたと言える。

まさに〝隔世の感〟と呼べるものだが、やはりこれも背景にあるのは本章冒頭で述べた「死亡急増時代」や高齢化、ポスト成長という構造変化であるだろう。

### †生と死のグラデーション

以上のような話題と関連することとして、いささか私的な事柄にわたるが、私の認知症の母の話に少しふれることをお許しいただきたい。

私の実家（岡山）にいる母親は今年八六歳になるが、何十年も続けてきた商店――地方都市の例に漏れず半ばシャッター通り化している商店街の一角にある――を二年ほど前に店じまいしたせいもあってか、しばらく前から現れていた認知症の症状が一層顕著になってきた。

以前にはなかったことだが、しばらく前から、一〇年以上前に亡くなった両親や、八年ほど前に亡くなった夫（つまり私の父）は今どこに行っているのか、なかなか帰ってこないではないか、といった趣旨のことを口にするようになった。そうした時は、苦肉の言い方として〝今お墓に行っている〟などと答えたりすることもあるが、当然ながら要領を得ない。

そのような母親の言葉を聞いていると、ある意味で半分〝夢の中の世界にいる〟といった印象を受けることがある。そしてさらに言えば、これは少し前から感じていたことだが、**「生」と「死」というのは通常思われているほど明確に分かたれるものではなく、そこには濃淡のグラデーションのようなものがあり、両者はある意味で連続的**であって、母親はそうした（中間的な）状態にあるようにさえ思えることがある。

以前は、「ピンピンコロリ」といった言い方もあるように、たとえば〝昨日まで田んぼで農作業をしていたが今朝見たら亡くなっていた〟というようなイメージとともに、生から死へとストンと落下するような、ある意味で非連続的な生―死のとらえ方が一般的で、またそうした亡くなり方が比較的望ましいものとして描かれることが多かった。

それは最終的には価値観の問題であり、私はそれはそれで一つの〝良い〟死に方になりうると思ってきたが、しかし同時に、先ほど述べたような「連続的な死」、「生と死の間のグラデーション」あるいは「生から死へのゆるやかな移行」という見方も重要ではないかと思うようになったのである。

それは理屈っぽく言えば、「生」と「死」を明確に区分し、「生＝有、死＝無」とした上で、死の側を視野の外に置いてきた近代的な見方に対し、生と死をひとつづきの連続的なものとしてとらえることで、いわば死をもう一度この世界の中に取り戻し、両者をつなげるという意味をも担うのではないだろうか。

あるいは、生を高らかにうたう近代的な思考が、死に対しては、あたかもそれを完全な敵として、それに対して断固として立ち向かうという発想を基本に持っていたのに対し、(以前に吉本隆明がそうした趣旨のことを書いていた記憶があるが)むしろ老いのプロセスの中で、肉体や精神のゆるやかな衰えとともに、徐々に死を受け入れ、和解し同化するという見方につながるのではないだろうか。

## †ポスト成長時代と〝夢人口〟

さてこのように考えていくと、私がこれまで別の文脈で〝「地域密着人口」の増加〟という表現でとらえていた現象が、別の新しい意味を持っていることが見えてくる。「地域密着人口」については、本書の第4章（コミュニティとしての医療）でも述べたように、子どもと高齢者を合わせた人口のことである。人生全体の流れの中で、子どもの時期と、退職して以降の高齢の時期は、「地域」とのつながりが比較的強い時期だからである。

そうした「地域密着人口」が人口全体の中で占める割合の推移を、過去と未来を含めて少し長いスパンで見たのが第4章の図4-1だった。その推移はほぼ〝U字カーブ〟を描いており、つまり地域密着人口は高度成長期に象徴されるような戦後の五〇年前後は減少を続けてきたが、二〇〇〇年代に入って増加に転じ、今後は二〇五〇年頃にかけて一貫して増加していく見通しとなっている。これが〝「地域密着人口」の増加〟という言葉に込めた趣旨だった。

しかしそれに加えて、先ほど「別の新しい意味」がこの構造変化には含まれていると述べたのは、次のような意味である。

それは、本章で述べてきた死生観や生と死をめぐるテーマとの関連で、いささか強調した象徴的表現を使うなら、この「地域密着人口」（高齢者と子ども）は、実は同時に〝夢人口〟とも呼べるような性格も持っている層であり、そうした〝夢人口〟が増えていくのがこれからの時代であるという把握である。

「夢」という言葉は様々な意味で使われるが、ここで夢と言っているのは〝将来は○○になるのが夢だ〟というような、人生設計的な意味での夢ではない。そうではなく、一言で表現するのは難しいが、ここでの夢は、「現実あるいは世界というものを多層的に見る」とか、「（直線的ではないような）ゆるやかな時間を生きる」といった意味での「夢」である。

あらためて言うまでもないことだが、現役時代というのは、仕事の様々なスケジュールに追われ、完全に〝カレンダー的な時間〟ないし「直線的な時間」の中を生きている。それは確固とした、一枚岩的で定かな「現実」であり、そこから逃れる術は（カイシャを完全にやめるなどしない限り）さしあたりない。

しかし退職して以降の高齢期は、もちろん個人差もあり、また一概に一般化できるものではないが、少なくともそうした現役時代のカレンダー的な時間からある程度〝解放〟され、自由になるだろう。見えてくる「現実」も、（特に「カイシャ人間」として生きた層にとっては）現役時代に比べ少し幅が広がり、多層的になっていくのではないだろうか。〝夢人口〟期へのゆるやかな移行である。

そしてさらに齢を重ね、七〇代後半あたりになってくると、徐々に記憶や思考などにも揺らぎが生じるようになり、また死も徐々に意識されるようになっていく。さらにやがて認知症的なことも現れてくると、先ほど私の母親の例についてふれたように、半分以上〝夢の中にいる〟ようにもなってくる。

以上が高齢世代に関する〝夢人口〟の意味だが、中身は異なるが同様のことが言えるのが「子ども」の時期である。

子ども時代の「時間」も、大人になってからの時間のようにカレンダー的に完全に整序された時間ではなく、子ども時代を思い出してみればわかるように、そこには様々な〝スキマ〟があり、単一的な現実からはみ出るような部分をもっていた（とは言えある時代から、特に東京など大都市圏の子どもの場合は、小学生の時から進学塾に通うのが当たり前になるなど、早い段階から「大人」と同じようなカレンダー的な時間、あるいは〝上昇のエスカレーター〟の現実の中に巻き込まれるようになったのだが）。

〝夢人口〟との関連で、高齢者と子どもがもう一つ共通している面がある。たとえば古くから〝七歳までは神のうち〟といった表現があったように、子どもと高齢者はいずれも「死」に近い場所に位置しており、したがってこの世界を超えた、あるいは〝向こうの世

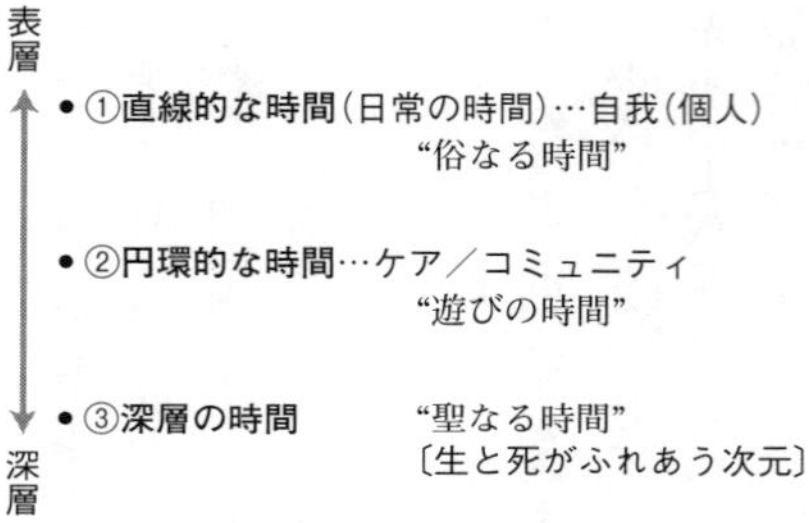


図6-2　時間の重層性

界〟との接点に近いところにいると考えられてきたという点である。

こうした高齢者と子どもの近接性は、人生の全体を生誕から始まり大きく弧を描いてまた元の場所に戻る「円環」のようなものとしてイメージすれば、特に明瞭となるだろう。また、以上述べたような内容は、「時間」というものの重層性とも関連しており、それをやや単純化して示したのが図6-2である（こうした時間と死生観との関わりについては広井［一九九七b］、同［二〇〇一b］参照）。

### †ポスト成長時代における〝夢と現実〟あるいは「生と死」のクロス

以上のように、「地域密着人口」である高齢者と子どもは、別の観点から見れば〝夢人口〟とも呼べる性格をもっている。

あらためてその趣旨をまとめると、〝夢人口〟とは、カレンダー的あるいは直線的な時間に象徴されるような、一枚岩的な「現実」の世界から少し距離を置き、ゆるく、多層的な現実の中を生き、「死」とも相対的に近い場所にいる層のことである。

そして先ほど「地域密着人口」の割合の年次推移を確認したように、これからの時代は、そうした〝夢人口〟が、高齢者を中心として二〇五〇年頃に向けて一貫して増加していく時代となる。

それが日本社会のあり方や人々の意識、行動様式等々にどのような変容をもたらすかについては、そう簡単に定かなことは言えないだろう。そもそも〝夢人口〟という把握が的確であるかどうか自体、さらに吟味する必要がある。

ただおそらく以上のような考察から言えることとして、今後日本社会において、次のような変化が徐々にではあれ深い次元で進行していくことは十分にありうることだろう。

すなわち、**社会の相貌が、高度成長期に象徴されるような拡大・成長の時代においては、強固で一枚岩的な「現実」に統合されていった——並行して「死」は排除されていった**——のとは逆に、よくも悪くもそうした現実に様々な〝ほころび〟や〝スキマ〟が生じ、その意味で現実というものが多層化し、かつ年間死亡者が着実に増加し高齢化も進む中で、**〝夢と現実〟あるいは「生と死」の境界線が薄まり、あるいは両者がクロスしていくような、社会的変化が進んでいく**という点である。

それは高齢化と人口減少、あるいは「ポスト成長」の時代という社会構造の変化が、人間の意識や死生観ないし世界観にもたらす変化であるとさしあたり言ってよいだろう。

ちなみに社会学者のハーバーマスは、これからの時代が「ポスト世俗化」という特質をもつ時代になっていくという議論を行っている（ハーバーマス［二〇一四］等）。その趣旨は、近代社会においては、（前近代社会における宗教や「非合理的」な物の見方が背景に退き）狭い意味での科学的ないし合理的な自然観や世界観が支配的になっていったが（＝世俗化）、これからの時代は、そうしたベクトルとは逆の方向が顕在化していくというものである。本章で論じてきた話題は、そうした視点とも関連しているかもしれない。

## †「夢／現実」「バーチャル／リアル」の連続化と死生観

こうした話題をさらに広い文脈で考えてみたい。

先ほども少し述べたが、私は大学の講義やゼミなどで死生観をめぐる話題をよく取り上げているが、そうしたテーマへの学生たちの〝食いつき〟はかなり強く、個人差はあるものの、死生観や宗教についての若い世代の関心の高さを痛感してきた。宗教と幸福あるいは自殺予防との関係や、アニメの聖地などを卒論のテーマにする学生もいる。

こうした話題とも関連するが、私は「鎮守の森コミュニティ・プロジェクト」という、全国に約八万ヵ所ずつ存在する神社やお寺を自然エネルギー等と結びつけ、地域コミュニティの拠点として再生していくプロジェクトをささやかながら進めている。あれほど多いと思われるコンビニの数は六万弱だが、神社・お寺の数はそれよりも多く、これらの場所が地域コミュニティの拠点としての機能を担ってきたことを示しており、またそれはこの後でふれる「自然のスピリチュアリティ」と呼びうるような自然信仰そして死生観ともつながっている。

「鎮守の森コミュニティ・プロジェクト」の主な柱は、①鎮守の森・自然エネルギーコミュニティ構想、②鎮守の森セラピー、③鎮守の森ホスピス等だが（鎮守の森コミュニティ研究所ホームページ参照）、その関係で各地の神社などを訪れると、高齢世代が多いかと思いきや、意外にもむしろ若者の姿を多く見かけることを印象深く思ってきた。

いわゆるパワースポットブームといったこととも関連するだろうが、現在の若い世代の間に、死生観や宗教を含めて従来は「非科学的」ないし「非合理的」とされてきたような事柄への関心が高まっているのは確かなように思われる。

明らかにこうした状況は、本章ですでに述べてきた時代の構造変化と関係しているだろう。すなわち、高度成長期に象徴されるような経済の「拡大・成長」の時代には、物質的な富を拡大することに人々の関心は集中し、死生観などといったことは脇にやられ半ばタブーとされたが、経済が成熟してモノがあふれる時代となり、一方で高齢化も着実に進む中で、生や死の根源に関わる話題への関心が強まっているのだ。

表6-1　日本人の死生観：その３つの層

| | 特　質 | 死についての理解／イメージ | 生と死の関係 |
|---|---|---|---|
| A.“原・神道的”な層 | 「自然のスピリチュアリティ」 | 「常世」、「根の国」……具象性 | 生と死の連続性・一体性 |
| B. 仏教(・キリスト教)的な層 | 現世否定と解脱・救済への志向 | 浄土、極楽、涅槃等（仏教の場合）、永遠の生命（キリスト教の場合）……抽象化・理念化 | 生と死の二極化 |
| C.“唯物論的”な層 | “科学的”ないし“近代的”な理解死 | 死＝「無」という理解 | 生＝有<br>死＝無 |

やや大づかみな整理をすると、私は日本人の死生観は次のような三層構造になっていると考えている（表6-1）。もっとも基底にあるのは「原・神道的な層」で、これは〝八百万の神様〟やジブリ映画にもつながるような、自然の中に単なる物質的なものを超えた何かを見出すような世界観で、先ほどふれたように私はこれを「自然のスピリチュアリティ」と呼んできた（広井［二〇〇三／二〇一五］参照）。

二番目にあるのが「仏教的な層」で、これは当初〝外来〟の体系的で論理的な世界観として導入されたものだが、涅槃《ねはん》や空《くう》といった観念とともに、より抽象化ないし理念化された形で死や生を理解する枠組みである。これはやがて神仏習合その他の形で、第一の層と融合していったが、土着にある自然信仰的なものと、外来の普遍宗教が何らかの形で融合するということは、たとえば北欧に見られるスターヴ教会（自然信仰とキリスト教）などヨーロッパ、東南アジア等、地球上の各地域で実は広く見られる現象である。

そしてもっとも表層にあるのが、いわば「近代的ないし唯物論的な層」で、これは端的に〝死＝無〟ととらえる。

戦後の日本では、死を賛美した戦前のトラウマもあり、高度成長期を中心に圧倒的に第三の層が強くなったが、今もう一度根底にある伝統的な死生観を再発見ないし再評価する時代になっているのではないか。ただし、この後の記述ともつながるが、それは第一・第二の層への単純な回帰というよりも、「個人」を土台とした第三の近代的な層をへた上での新たな総合化というべきものとも言え、その意味では「第四の層」と呼びうるものになるかもしれない。

いま「伝統的な死生観」と述べたが、実はこうした方向は、意外にも現代の科学の新たな展開と共振する。それは「リアルとバーチャルの連続化」と呼びうるような方向だ。

いわゆるＡＩや情報技術などが高度化する中で、『マトリックス』や『インセプション』といった映画が印象的に描いてきたように、〝現実とは脳が見る（共同の）夢に過ぎない〟という世界観が浸透し始めている（広井［二〇一五］参照）。つまり何がバーチャル（仮想的）で、何がリアル（現実）かの境界線が曖昧になり、連続化しているのである。

このことは一見、主に若い世代に特徴的な状況であるようにも見えるが、そうではない。すなわち、本章で「生と死のグラデーション」ということを述べてきたように、超高齢化の進展という全く別の文脈からこれに類する現象が起こっているのであり、「夢／現実」の境界線が、別のかたちで揺らいでいるという状況である。

このように、①超高齢化の進行、②ポスト成長社会、③情報科学の展開という異なる背景から、**「夢／現実」の境界、そして「生と死、有と無」の境界のゆらぎが生じ、あるいは「リアルとバーチャルの連続化」が進み**、ひいては科学と宗教の境界線が薄らいでいく。言い換えると、高度成長期には確固たるものに見えた唯一の「現実」というものが多層化し、夢と現実がクロス・オーバーしていく。こうした根本的に新しい——同時に〝なつかしい未来〟と呼びうる——時代の構造変化の中に、日本人の死生観のゆくえは位置しているのではないだろうか。

いま〝なつかしい未来〟と記したのは、たとえば京都における「五山の送り火」がそうであるように、あるいはそれに限らずお盆などの行事がそうであったように、〝死の共同性〟あるいは〝生者と死者の共同体〟という感覚は、日本人が日常生活や年中行事のレベルで自然に持っていた死生観だったからである。

そしてまた、近年の物理学や宇宙論等が、「無」や「無からの生成」「無のエネルギー」といったテーマを扱うようになっているように、近代科学それ自体もまた、その歩みの究極の展開において、「無」そのものを正面から論じるに至っている。

つまり近代科学は、それが生まれた一七世紀の科学革命以降、〝この世界はなぜ存在するか〟といった問いを正面から問うことは括弧に入れ、この存在する世界、「有」の世界の内部の、現象や要素間の関係の分析に関心を集中させてきた。しかしその探究が展開し、生命や宇宙の生成そのものを問う段階に至る中で、(かつて「コスモロジー」ということが科学と宗教の双方に関わるテーマであったように)死生観や人文学的な領域とクロスしつつある。

いわば「**生成する無**」とでも呼びうるような、生と死、有と無が分かれ出る、その間際の領域を、あるいは、両者が分かれる前の根源にあるものを、私たちは問いなおす時代に至っている。

### †「無の科学」は可能か

まとめよう。私は文学作品をさほど読むほうではないが、死生観というテーマに関し、よく知られた次の芭蕉の句は個人的にずっと好きだった。

## 閑《しづか》さや岩にしみ入る蟬の声

以前、私はその趣旨を次のように理解していた。

多少理屈っぽい言い方になるが、ここでの「蟬」、短い一生でありながら命の限り声を出して鳴いている蟬とその声はまさに〝生〟の象徴であり、一方、ここでの「岩」は、イメージとしては奥深い山の池のほとりにある、苔むし少し湿って黒々とした岩で、それは〝死〟の象徴である。

そして、蟬の声が岩に「しみ入る」というのは、静寂を舞台に〝生〟と〝死〟が融合するという、宇宙的とも言えるような世界観を表現したものであり、この句はそのような意味で、対極にある生と死の融合ということを表現していると思っていた。

しかし四年ほど前、毎月のように行っている八ヶ岳の南山麓で何気なく過ごしていた時、次のような印象深い体験をした。それは、その近辺にわりと多く見られる巨大な岩の群――かつて噴火があった時のものだろうか――のいくつかが、まるで大きなエネルギーをもっているかのように、こちらに迫ってくるように感じられたのである。〝存在のエネルギー〟とでも呼べるようなイメージである。

そして、ひるがえってそのような経験から先ほどの芭蕉の句を思うと、それが違った意味に理解できると考えるようになった。

すなわち、芭蕉の句での「岩」は、先ほど述べたような〝死〟の象徴というよりも、むしろ根源的な「生命」あるいは究極の「存在」そのものを表すものではないか。

そして静けさの中で蟬の声がしみ入るというのも、それらが生命や存在の根源に融合するといったイメージではないか。そのように思うようになったのである。

以上のことは、私の主観的な経験や感覚、またそこから派生する芭蕉の句の一つの解釈を述べたもので、それ以上の意味があるものではない。

ただ同時に次のようなことも考えた。すなわち、思えば物理学的な視点に立てば、たとえば「岩」はマクロ（巨視）的に見れば〝不動〟に〝静止〟しているように見えても、その原子やその内部構造などミクロのレベルまで降りて見れば不断に〝運動〟し〝変化〟している。さらに、アインシュタインの「$E=mc^2$（Eはエネルギー、mは質量、cは光速）」に示されるように、物質とエネルギーは最終的に互換的なものだとすれば、多少比喩的に言えば岩のような物質ないし物体は〝エネルギーのかたまり〟とも言えるのであって、岩にある種の「エネルギー」を感じとるという経験は、一概に非合理的と言えない面もあるだろう。さらに、芭蕉の句の「閑さ《しづか》」ともつながるが、それらは現代的な「真空のエネルギー／無のエネルギー」といった視点とも関わってくるだろう。

いずれにしても、「有と無」ないし「生と死」をめぐるテーマを、生命、エネルギー、存在等々といった基本概念の再吟味とともに、多面的な角度から掘り下げていくことが分野を超えた課題となっているのではないか。そして、本章で述べてきた超高齢化の進展やポスト成長という時代の構造変化を含めて、いわば「無とともに生きる」あるいは「無を力とする」といった視点や発想が現代的な課題となっているのではないか。

「無」や「死」についての文理を超えた、科学、人間、死生観、社会等の多領域に及ぶ横断的な探究が今こそ求められているのであり、それがターミナルケアや看取りのあり方においても不可欠の基盤になると思えるのである。

# エピローグ　グローバル定常型社会と日本の位置

本書では、「持続可能な医療」というテーマを基本的な問題意識とし、医療の内容に関わる面や医療政策ないし医療システムに関する面を含め、幅広い角度から議論を展開してきた。

本書の冒頭の記述を、国際経済誌『エコノミスト』の「ジャパン・シンドローム」の話から始めたが、そこでの主題は高齢化と人口減少問題だったので、最後にもう一度その話題に立ち返ることとしたい。

## †環境問題と高齢化問題

「はじめに」を含めて本書のいくつかの個所で、「環境と医療」を総合的にとらえる視点の重要性について述べてきたが、少し角度を変えて見ると、それは「環境問題と高齢化問題を統合的にとらえる」という発想とつながってくる。

通常、地球温暖化や自然保護などに関する環境問題と、高齢化をめぐる問題とは、それぞれ独立に語られており、一緒に論じられることは少ない。しかし少し考えてみればわかるように、$CO_2$の排出や資源の有限性などを含めて環境問題は「人口問題」と深く関係しており、他方、言うまでもなく高齢化問題とは人口動態の一局面である。つまり〝**人口問題を介して環境問題と高齢化問題は密接につながっている**〟のだ（広井［一九九九］）。

しかも、高齢化というと先進諸国に特有の問題と考えられがちだが、今後は新興国ないし発展途上国を含めて、「**高齢化の地球的進行**（Global Aging）」が急速に展開していく。この点に関し、やや古いデータだが、世界銀行は九〇年代に出した報告書において、二〇三〇年までに世界で増加する高齢者（六〇歳以上）のうち、その約三割（二九％）が中国の高齢者であり、同じく二九％が中国を除くアジアの高齢者であるとの推計を行っている（World Bank［1994］）。残りは「他の発展途上国」が二八％で、日本を含む先進諸国（OECD加盟国）は一四％に過ぎない。

人口全体に関しては、たとえばアジアについて見ると、東アジアの多くの国々の合計特殊出生率（一人の女性が生涯に産む平均子ども数）は日本よりも低いものとなっている（日本の一・四四〔二〇一六年〕に対し韓国一・二四〔一五年〕、台湾一・一八〔同〕、香港一・二〇〔同〕、シンガポール一・二四〔同〕といずれも日本より低い）。また、巨大な人口がひたすら増加しているように見える中国も、(一人っ子政策の影響もあり)人口は二〇二五年頃に一三・九億人でピークに達し、以降は減少に移ると予測されている(国連World Population Prospects 二〇一〇年版)。

そして世界全体では人口は徐々に増加が緩やかになり、二〇一一年に七〇億人に達した世界人口は二一〇〇年には一一二億人程度でほぼ安定することが予想されている(国連World Population Prospects 二〇一五年改定版での中位推計)。二〇五〇年時点での人口推計が九五億人なので、二一世紀後半はむしろ世界人口の成熟・定常期に入っていることになる。

こうした事実を踏まえると、人口学者のルッツが言う、「二〇世紀が人口増加の世紀――世界人口は一六億から六一億にまで増加した――だったとすれば、**二一世紀は世界人口の増加の終焉と人口高齢化の世紀となるだろう**」という指摘はまさにその通りということになるだろう(Lutz et al [2004])。

ちなみに、国連の世界人口推計によれば、二一〇〇年における人口の国別ランキングでは、(一位のインド、二位の中国に続いて)三位にナイジェリアが入るほか、ベスト10のうち実に五カ国がアフリカ諸国となっている。人類(ホモ・サピエンス)は約二〇万年前にアフリカで生まれたわけだが、資本主義がアフリカまで浸透し、人口増加が一巡する中で、私たちは歴史の究極的な局面を迎えつつある（こうした話題については、広井［二〇一五］および同・大井編［二〇一七］参照）。

私自身は、「グローバル定常型社会」という視点を提案し、「二一世紀後半に向けて世界は、高齢化が高度に進み、人口や資源消費も均衡化するような、ある定常点に向かいつつあるし、またそうならなければ持続可能ではない」という把握の重要性を論じてきた（広井［一九九九］、同［二〇〇九a］）。そこでは、先ほど述べた「環境問題と高齢化問題を統合的にとらえる」という視点が重要となる（表1参照）。

**表1　環境親和型社会と高齢化社会**

| | 環境親和型社会 | 高齢化社会 |
|---|---|---|
| 特　質 | 定常型社会 steady-state society | |
| | 持続可能性<br>environmental sustainability<br>↑<br>資源の有限性 | 人口定常化<br>stable population<br>↑<br>高齢化と低出生率 |
| 重要となるコンセプト | 「循環」性 | |
| | 「人間―自然」間 | 世代間 |
| 時間軸 | 超長期 | 長　期 |

あらためて確認すれば、こうした世界的な構造変化の中で、日本は高齢化・人口減少社会の文字通り〝フロントランナー〟である。低出生率や若者の困窮、世代間の不公平、借金の先送り、社会的孤立等々、多くの課題に直面する一方、（少なくともこれまでは）相対的に費用対効果の高い形で長寿を実現していることや、自然との親和性、（鎮守の森のような）伝統的な自然信仰の保存など、プラスにとらえうる

側面もある。

同時に日本は、近代西欧文明とアジア（〝東と西〟）、先進国と新興国ないし発展途上国（〝北と南〟）をつなぐ接点の位置にもあり、近年はナショナリスティックな排外性が高まる兆しがあるものの、本来のポジションとしては、そうした異なる性格の多様な地域を（よき意味で）「マージナル（周縁的）」な視点から俯瞰し、橋を架けるような場所にいるはずである。

こうした大きな時代認識を持ちながら、「サイエンス」と「ケア」、そしてまた公共性や社会システム、死生観など原理的なテーマを含めて「持続可能な医療」を追求し、また世界に発信していくことが求められており、それは「持続可能な福祉社会」という、社会全体の構想やその実現と重なるだろう。

＊

二一〇〇年を生きている私たちの子孫ないし未来世代は、二一世紀の日本をどのように振り返っているだろうか。私や、この本を読んでいる人々の大半はその時生きていないだろうが、大いに興味がわくところだ。

それ以前に、二一〇〇年に日本社会は存続しているだろうか（前の世代が残した多くの負の遺産でつぶれていないだろうか）。そうであるように、少なくとも数十年の時間軸の中で、私たちは自分たちの社会の来し方、行く末を意識しなければならない。「持続可能な医療」というテーマは、そうしたことを考える一つの大きな入り口なのである。

# 参考文献

アーロン・アントノフスキー（山崎・吉井訳）［二〇〇一］『健康の謎を解く――ストレス対処と健康保持のメカニズム』有信堂高文社
飯田大輔［二〇一四］「クリエイティブなケア実践の時代へ――「ケアの六次産業化」という視点」『週刊社会保障』二〇一四年六月三〇日号
池上直己［二〇一七］『日本の医療と介護』日本経済新聞出版社
石飛幸三［二〇一〇］『「平穏死」のすすめ――口から食べられなくなったらどうしますか』講談社
井村裕夫［二〇〇〇］『人はなぜ病気になるのか――進化医学の視点』岩波書店
医療科学研究所［二〇一四］『医療と社会』Vol. 24, No. 2（『日本医療研究開発機構』いわゆる日本版NIH構想について」）
リチャード・G・ウィルキンソン（池本他訳）［二〇〇九］『格差社会の衝撃』書籍工房早山
宇都宮浄人［二〇一五］『地域再生の戦略――「交通まちづくり」というアプローチ』ちくま新書
OECD［二〇〇五］『世界の社会政策の動向』明石書店
レイ・カーツワイル（井上監訳）［二〇〇七］『ポスト・ヒューマン誕生』NHK出版
レオン・R・カス編著（倉持監訳）［二〇〇五］『治療を超えて――バイオテクノロジーと幸福の追求　大統領生命倫理評議会報告書』青木書店
香取照幸［二〇一七］『教養としての社会保障』東洋経済新報社

J・カバットジン（春木訳）［二〇〇七］『マインドフルネスストレス低減法』北大路書房
河合隼雄［一九八九］『生と死の接点』岩波書店
ダニエル・キャラハン（山崎訳）［一九九〇］『老いの医療』早川書房
京都大学iPS細胞研究所［二〇一三］『iPS細胞の世界』日刊工業新聞社
同［二〇一六］『iPS細胞が医療をここまで変える』PHP新書
桐野高明［二〇一四］『医療の選択』岩波新書
黒木登志夫［二〇一五］『iPS細胞』中公新書
クレイトン・M・クリステンセン他（山本他訳）［二〇一五］『医療イノベーションの本質』碩学舎・中央経済社
小林正弥［二〇一〇］『サンデルの政治哲学』平凡社新書
近藤克則［二〇〇五］『健康格差社会』医学書院
斎藤環［二〇一六］『人間にとって健康とは何か』PHP新書
佐藤恵子［二〇一五］『ヘッケルと進化の夢――一元論、エコロジー、系統樹』工作舎
里見清一［二〇一六］『医学の勝利が国家を滅ぼす』新潮新書
島崎謙治［二〇一五］『医療政策を問いなおす』ちくま新書
「幸せリーグ」事務局編［二〇一四］『「幸せリーグ」の挑戦』三省堂
マーティン・セリグマン（宇野監訳）［二〇一四］『ポジティブ心理学の挑戦』ディスカヴァー・トゥエンティワン
武内和久・竹之下泰志［二〇〇九］『公平・無料・国営を貫く英国の医療改革』集英社新書
橘木俊詔・参鍋篤司［二〇一六］『世襲格差社会』中公新書

田中耕太郎［二〇一七］「医療保険制度の課題と将来」『週刊社会保障』No. 2936
A・ディートン（松本訳）［二〇一四］『大脱出――健康、お金、格差の起源』みすず書房
テツオ・ナジタ（五十嵐監訳）［二〇一五］『相互扶助の経済――無尽講・報徳の民衆思想史』みすず書房
中根千枝［一九六七］『タテ社会の人間関係』講談社現代新書
西村周三［一九九七］『医療と福祉の経済システム』ちくま新書
日本経済新聞社・産業地域研究所［二〇一四］『超高齢社会の実像』調査報告書
菱山豊［二〇一〇］『ライフサイエンス政策の現在』勁草書房
ユルゲン・ハーバーマス（庄司他訳）［二〇一四］『自然主義と宗教の間　哲学論集』法政大学出版局
ユルゲン・ハーバーマス他（箱田・金城訳）［二〇一四］『公共圏に挑戦する宗教――ポスト世俗化時代における共棲のために』岩波書店
ロバート・D・パットナム（柴内訳）［二〇〇六］『孤独なボウリング――米国コミュニティの崩壊と再生』柏書房
広井良典［一九九〇］『エイプリルシャワーの街で――MITで見たアメリカ』相川書房
同［一九九二］『アメリカの医療政策と日本――科学・文化・経済のインターフェイス』勁草書房
同［一九九四］『医療の経済学』日本経済新聞社
同［一九九六］『遺伝子の技術、遺伝子の思想――医療の変容と高齢化社会』中公新書
同［一九九七a］『医療保険改革の構想』日本経済新聞社
同［一九九七b］『ケアを問いなおす――〈深層の時間〉と高齢化社会』ちくま新書
同［一九九七c］「公的政策と医学・生命科学研究開発」『医療と社会』Vol. 7, No. 2
同［一九九八］「医学・生命科学研究のあり方と経済」『医療と社会』Vol. 7, No. 4

同［一九九九］『日本の社会保障』岩波新書
同［二〇〇〇］『ケア学　越境するケアへ』医学書院
同［二〇〇一a］『定常型社会　新しい「豊かさ」の構想』岩波新書
同［二〇〇一b］『死生観を問いなおす』ちくま新書
同［二〇〇三／二〇一五］『生命の政治学——福祉国家・エコロジー・生命倫理』、岩波書店（二〇一五年に岩波現代文庫として再刊行）
同［二〇〇四］『脱「ア」入欧　アメリカは本当に「自由」の国か』NTT出版
同［二〇〇五］『ケアのゆくえ　科学のゆくえ』岩波書店
同［二〇〇六］『持続可能な福祉社会——「もうひとつの日本」の構想』ちくま新書
同［二〇〇九a］『グローバル定常型社会——地球社会の理論のために』岩波書店
同［二〇〇九b］『コミュニティを問いなおす——つながり・都市・日本社会の未来』ちくま新書
同［二〇一一］『創造的福祉社会——「成長」後の社会構想と人間・地域・価値』ちくま新書
同［二〇一三］『人口減少社会という希望』朝日選書
同［二〇一五］『ポスト資本主義　科学・人間・社会の未来』岩波新書
同［二〇一六］「医療分野における科学技術と医療政策」『ライフサイエンスをめぐる諸課題』国立国会図書館調査及び立法考査局
同編［二〇〇〇］『「老人と子ども」統合ケア——新しい高齢者ケアの姿を求めて』中央法規出版
同編［二〇一七］『福祉の哲学とは何か——ポスト成長時代の幸福・価値・社会構想』ミネルヴァ書房
同・大井編［二〇一七］『二一〇〇年へのパラダイム・シフト』作品社
藤井直敬［二〇〇九］『つながる脳』NTT出版

ブルーノ・S・フライ他（佐和訳）［二〇〇五］『幸福の政治経済学 人々の幸せを促進するものは何か』ダイヤモンド社
星旦二［二〇一四］『ピンピンコロリの法則〔改定版〕』ワニブックスPLUS新書
エリザベス・マッキンレー他（馬籠訳）［二〇一〇］『認知症のスピリチュアルケア――こころのワークブック』新興医学出版社
松田晋哉［二〇一七］『欧州医療制度改革から何を学ぶか――超高齢社会日本への示唆』勁草書房
松葉ひろ美［二〇一六］「ポジティブな社会保障の可能性」『週刊社会保障』No. 2868
松本勝明編著［二〇一五］『医療制度改革――ドイツ・フランス・イギリスの比較分析と日本への示唆』旬報社
真野俊樹［二〇一七］『医療危機――高齢社会とイノベーション』中公新書
諸富徹［二〇一三］『私たちはなぜ税金を納めるのか』新潮選書
アンドルー・ワイル（上野訳）［二〇一二］『ワイル博士のうつが消えるこころのレッスン』角川書店
『研究 技術 計画』Vol. 30, No. 1［二〇一五］（特集：法規制・制度と医療のイノベーション）

Andreas P. Gambrell (ed) [2010], *Technological Change and the Growth of Health Care Spending*, Nova Science Publishers.
Eli Ginzberg and Anna B. Dutka [1989], *The Financing of Biomedical Research*, The Johns Hopkins University Press.
Ichiro Kawachi et al (eds) [2008], *Social Capital and Health*, Springer.
Richard Louv [2005], *Last Child in the Woods: Saving Our Children from Nature-Deficit Disorder*, At-

lantic Books.
Thomas Mckeown [1988], *The Origins of Human Diseases*, Wiley-Blacwell.
Randolph M. Nesse and George C. Williams [1994], *Why We Get Sick*, Vintage.
OECD Working Party on Biotechnolog [1997], *The Economic Aspects of Biotechnology related to Human Health*.
OECD [2010], *Value for Money in Health Spending*.
OECD [2011], *Health Reform: Meeting the Challenges of Ageing and Multiple Morbidities*.
OECD [2014], *How's life in your region? Measuring Regional and Local Well-being for Policy Making*.
OECD [2015], *Fiscal Sustainability of Health Systems*.
OECD [2016], *Better Ways to Pay for Health Care*.
OECD [2017a], *New Technologies: Managing Access, Value and Sustainability*.
OECD [2017b], *Tackling Wasteful Spending on Health*.
OECD [2017c], *Caring for Quality in Health*.
OECD Working Party on Biotechnology [1997], *The Economic Aspects of Biotechnology related to Human Health*.
Stephen Strickland [1972], *Politics, Science and Dread Disease*, Harvard University Press.
Stephen C. Stearns (ed) [1999], *Evolution in Health and Disease*, Oxford University Press.
Joseph E. Stiglitz, Amartya Sen, and Jean-Paul Fitoussi [2010], *Mismeasuring Our Lives: Why GDP doesn't Add Up?*, The New Press.
Lewis Thomas [1974], "Technology of Medicine," *The Lives of A Cell*, Viking Press.

World Bank [1993], *Investing in Health* (*World Development Report 1993*), Oxford University Press.
World Bank [1994], *Averting the Old Age Crisis*, Oxford University Press.
Lutz et al [2004], *The End of World Population Growth in the 21st Century*, Earthscan.
*The Lancet* (Japan: Universal Health Care at 50 Years), September 2011.

# あとがき

「あとがき」に免じて、若干個人的な述懐を記すことをお許しいただきたい。

　私が書物を公にするようになったのは一九九〇年以降だが、九〇年代に出した本の大半は、医療に関連するテーマのものだった。『アメリカの医療政策と日本』（一九九二年）、『医療の経済学』（九四年）、『生命と時間――科学・医療・文化の接点』（同）、『遺伝子の技術、遺伝子の思想――医療の変容と高齢化社会』（九六年）、『医療保険改革の構想』（九七年）、という具合である。実際、当時の私を知る人は、私の専門領域は医療政策ないし医療経済であると思っておられる方が多い。

　これまでの著書のあとがきでも何度か記したように、私は当初大学で法学部進学コースに入ったが、高校の頃から頭の中を占めていた哲学的な問題――私が世界を認識しているとはどういうことか、価値判断の究極の基準はどこにあるか――がはるかに大きな重みをもっていたので、三年になる時に「科学史・科学哲学」という哲学系のコースに転部することになった。

そうした関心は、現在に至るまで自分の中での関心の核としてあり続けてきたので、上記のように医療関連のテーマの本を多く出していた九〇年代の半ば頃以降は、ある意味で自分自身の本来の関心により接近する形で、ケア、社会保障、定常型社会、死生観、コミュニティ、資本主義等々といったテーマについての本を書き、部分的には自分の中での「問い」に一定の〝決着〟を与えつつ、試行錯誤や模索を続けてきたというのがこれまでの歩みということになる。

そうした中で、今回〝久しぶり〟に医療を主題的なテーマとする本をまとめたことは、内容はとても拙いものであれ多少の感慨があるが、執筆に至った背景としては、次のような問題意識が働いていたように思う。

第一に、高齢化の進展や、科学の前線が生命科学にシフトしている状況の中で、医療という領域の重要性ないし社会における比重は明らかに大きくなっているが、医療という分野が、科学、（医療保険や社会保障などの）社会システム、ケア、死生観、コミュニティ等々といった、広範かつ異質のテーマ群が交差する領域であるために、それらの全体を俯瞰した上で、医療をめぐる現代的課題を掘り下げていくような本（あるいはそのための思考の枠組みを提示するような論）が、大幅に不足しているように感じられること。

第二に、これは医療のみにとどまる話題ではなく、また本書の中で折にふれて論じてきた点だが、持続可能性という点に関し、現在の日本社会は様々な面で相当に危うい状況にあり、ある意味でそれらが凝縮された領域の一つが医療――特にその社会システムとしての側面――であると思われること。

言い換えれば、高度成長期に代表されるような「拡大・成長」を基調とする社会や価値のあり方から、「ポスト成長」時代の豊かさに向けた方向へと転換していく必要があるのに、そうした転換がなかなか進まず問題の先送りがなされてきている。しかし人口減少が本格化し、また〝アベノミクス〟と呼ばれるような、「拡大・成長」をひたすら追求する高度成長期的思考の最後の局面と思われる時代が終盤となり、様々な矛盾も累積する中で、まさに今「ターニング・ポイント」を迎えている日本社会の基本的な課題を、いわば医療という領域を〝窓〟として論じようとしたのが、本書の土台にある関心ということになる。

そしてもう一点、これはいささか舞台裏的な事柄となるが、以上に加えて、本書をまとめることになったもう一つの背景についてもふれておきたい。

前著『ポスト資本主義　科学・人間・社会の未来』を出したのが二〇一五年だが、それまでの模索の流れも含めて、哲学的な次元に関してそこで浮かび上がってきた「宇宙的生命」というコンセプトやその実質的な意味がなお探究途上のものにとどまっており、私の中では、その延長で「無」（や「死」）を主題にすえた本をまとめることを考えていた。その間に（千葉大学から京都大学への）勤務先の異動があり、また〝鎮守の森〟や地域再生に関する個別のプロジェクトなどを別途進めることと並行して執筆の準備を進めていたが、そうした本をまとめるには当初想定していた以上に時間を要することが感じられるようになり、そのような流れの中で、現実的な課題として優先性が高いテーマの本をまず公にすることにしたというのが実際の経緯である。

本書第6章の「死生観としての医療——生と死のグラデーション」は、そうした（無や死をめぐるテーマの）一部をひとまずここで示したという内容だが、これらについては私自身の中でも中心にあるテーマであり、さらに深め、まとめていきたいと考えている。

*

最後に、本書が成るにあたっては、『コミュニティを問いなおす』『創造的福祉社会』に続き、筑摩書房の増田健史氏にこれまでと同様、的確なサポートをいただいた。思えばちくま新書での拙著はこれで実に六冊目であり、私自身が歳を重ねてきたことともつながるが、ある種の感慨をもたざるを得ない。また、本書はもともと独立した書物としてまとめたものだったが、最終段階で、新書内のシリーズ「ケアを考える」の最初の一冊としても位置づけられることになった。思えばちくま新書として最初に『ケアを問いなおす——

〈深層の時間〉と高齢化社会』を出させていただいたのが一九九七年であり、同書は私にとってとりわけ大きな重みをもつ本なので、二〇年の時をへて、またそうしたテーマに関連するシリーズの一冊という性格をもつことにもめぐり合わせの妙を感じている。

二〇一八年三月　雪解け水の多く流れる八ヶ岳南麓にて

広井良典

ちくま新書
1333-1

持続可能《じぞくかのう》な医療《いりょう》
――超高齢化時代《ちょうこうれいかじだい》の科学《かがく》・公共性《こうきょうせい》・死生観《しせいかん》
（シリーズ　ケアを考える）

二〇一八年六月一〇日　第一刷発行

著　者　広井良典（ひろい・よしのり）
発行者　山野浩一
発行所　株式会社 筑摩書房
東京都台東区蔵前二-五-三　郵便番号一一一-八七五五
振替〇〇一六〇-八-四一二三
装幀者　間村俊一
印刷・製本　株式会社 精興社

〒三三一-八五〇七　さいたま市北区櫛引町二-六〇四
筑摩書房サービスセンター　電話〇四八-六五一-〇〇五三

ISBN978-4-480-07147-7 C0247

## ちくま新書

132 ケアを問いなおす——〈深層の時間〉と高齢化社会 広井良典
高齢化社会において、老いの時間を積極的に意味づけてゆくケアの視点とは？ 医療経済学、医療保険制度、政策論、科学哲学の観点からケアのあり方を問いなおす。

317 死生観を問いなおす 広井良典
社会の高齢化にともなって、死がますます身近な問題になってきた。宇宙や生命全体の流れの中で、個々の生や死がどんな位置にあり、どんな意味をもつのか考える。

606 持続可能な福祉社会——「もうひとつの日本」の構想 広井良典
誰もが共通のスタートラインに立つにはどんな制度が必要か。個人の生活保障や分配の公正が実現され環境制約とも両立する、持続可能な福祉社会を具体的に構想する。

800 コミュニティを問いなおす——つながり・都市・日本社会の未来 広井良典
高度成長を支えた古い共同体が崩れ、個人の社会的孤立が深刻化する日本。人々の「つながり」をいかに築き直すかが最大の課題だ。幸福な生の基盤を根っこから問う。

914 創造的福祉社会——「成長」後の社会構想と人間・地域・価値 広井良典
経済成長を追求する時代は終焉を迎えた。「平等と持続可能性と効率性」の関係はどう再定義されるべきか。日本再生の社会像を、理念と政策とを結びつけ構想する。

1155 医療政策を問いなおす——国民皆保険の将来 島崎謙治
地域包括ケア、地域医療構想、診療報酬改定。2018年に大転機をむかえる日本の医療の背景と動向を精細に分析し、医療政策のあるべき方向性を明快に示す。

1235 これが答えだ！ 少子化問題 赤川学
長年にわたり巨額の税金を投入しても一向に改善しない少子化問題。一体それはなぜか。少子化対策をめぐるパラドクスを明らかにし、この問題に決着をつける！

## ちくま新書

545 哲学思考トレーニング 伊勢田哲治

哲学って素人には役立たず？　否、そこは使える知のツールの宝庫。屁理屈や権威にだまされず、筋の通った思考を自分の頭で一段ずつ積み上げてゆく技法を完全伝授！

967 功利主義入門 ――はじめての倫理学 児玉聡

「よりよい生き方のために常識やルールをきちんと考えなおす」技術としての倫理学において「功利主義」は最有力のツールである。自分で考える人のための入門書。

1060 哲学入門 戸田山和久

言葉の意味とは何か。私たちは自由意志をもつのか。人生に意味はあるか……こうした哲学の中心問題を科学が明らかにした世界像の中で考え抜く、常識破りの入門書。

1119 近代政治哲学 ――自然・主権・行政 國分功一郎

今日の政治体制は、近代政治哲学が構想したものだ。ならば、その基本概念を検討することで、いまの民主主義体制が抱える欠点も把握できるはず！　渾身の書き下し。

469 公共哲学とは何か 山脇直司

滅私奉公の世に逆戻りすることなく私たちの社会に公共性を取り戻すことは可能か？　個人を活かしながら公共性を開花させる道筋を根源から問う知の実践への招待。

1000 生権力の思想 ――事件から読み解く現代社会の転換 大澤真幸

我々の生を取り巻く不可視の権力のメカニズムとはいかなるものか。ユダヤ人虐殺やオウム、宮崎勤の犯罪など象徴的事象から、現代における知の転換を読み解く。

1039 社会契約論 ――ホッブズ、ヒューム、ルソー、ロールズ 重田園江

この社会の起源には何があったのか。ホッブズ、ヒューム、ルソー、ロールズの議論を精密かつ大胆に読みなおし、近代の中心的思想を今に蘇らせる清冽な入門書！

## ちくま新書

294
デモクラシーの論じ方
――論争の政治
杉田敦
民主主義、民主的な政治とは何なのか。あまりに基本的と思える問題について、一から考え、デモクラシーにおける対立点や問題点を明らかにする、対話形式の試み。

465
憲法と平和を問いなおす
長谷部恭男
情緒論に陥りがちな改憲論議と冷静に向きあうには、そもそも何のための憲法かを問う視点が欠かせない。この国のかたちを決する大問題を考え抜く手がかりを示す。

722
変貌する民主主義
森政稔
民主主義の理想が陳腐なお題目へと堕したのはなぜか。その背景にある現代の思想的変動を解明し、複雑な共存のルールへと変貌する民主主義のリアルな動態を示す。

960
暴走する地方自治
田村秀
行革を旗印に怪気炎を上げる市長や知事、地域政党。だが自称改革派は矛盾だらけだ。幻想を振りまき混乱に拍車をかける彼らの政策を分析、地方自治を問いなおす！

1005
現代日本の政策体系
――政策の模倣から創造へ
飯尾潤
財政赤字や少子高齢化、地域間格差といった、わが国の喫緊の課題を取り上げ、改革プログラムのための思考を展開。日本の未来を憂える、すべての有権者必読の書。

1071
日本の雇用と中高年
濱口桂一郎
激変する雇用環境。労働問題の責任ある唯一の答えは「長く生き、長く働く」しかない。けれど、年齢が足枷になって再就職できない中高年。あるべき制度設計とは。

1241
不平等を考える
――政治理論入門
齋藤純一
格差の拡大がこの社会に致命的な分断をもたらしている。不平等の問題を克服するため、どのような制度を共有すべきか。現代を覆う困難にいどむ、政治思想の基本書。